さよなら!?
愛しの筋腫ちゃん

横森理香

祥伝社黄金文庫

まえがき『愛しの筋腫ちゃん』その後

稚書『愛しの筋腫ちゃん』と続編『もっと健康、もっと幸せ！ 愛しの筋腫ちゃんＰａｒｔⅡ』を出版してから、十年の月日が流れた。この十年は、正直、婦人科系のケアどころではなかった。齢《よわい》三十九で産んだ子供と稼いでくれる長男（夫）と年老いた猫の世話に追われ、自身は更年期と老化との戦いだった。

子宮筋腫は相変わらずあるものの、もうすぐ閉経だしとタカをくっていた。それが、まさかここにきて卵巣嚢腫《のうしゅ》で苦しむことになるとは！

『もっと健康、もっと幸せ！』のまえがきでは、

「この本が『愛しの筋腫ちゃん』のファイナルステージ、本当の意味での卒業になること、そして、より多くの人が健康で、心から幸せになることを祈って」

なんて書いているが、そうは問屋が卸さなかったのだ。

何事についても「これで卒業」ということはなく、命が続く限り、色々起こるし、続く、ということを思い知らされた二〇一四年。しょっぱなから、下腹部の激痛で入院した。腸閉塞と診断され、一週間入院して退院。ひと月あけて三月の生理の二日目、今度はもっとひどい痛みに襲われ、自分で救急車を呼び搬送してもらった。二回とも生理中に起こったことから、二回目は婦人科に入院。異所性内膜症《いしょせいないまくしょう》と診断された。これは、子宮内膜組織が本来はないはずのところに増殖してしまう病気だそうだ。だが、セカンドオピニオンを求めに行った病院では、全く違う診断をされた。なんと、二回とも卵巣嚢腫の破裂だったのだ。

も、もしかして、誤診⁉ と、目の前の事実に驚愕《きょうがく》したが、幸い、治療法は間違っていなかった。抗生物質の点滴で炎症反応がなくなれば退院できるのだが、結局生理がある限り繰り返すので、卵巣嚢腫は切除することになった。

手術まで、リュープリンという女性ホルモンの分泌を抑える薬で生理を止めていたので、肩こりとホットフラッシュという、典型的更年期症状以外はなく快適だった。あの激痛はもう二度とは経験したくない。いつ破裂するか分からないという状態では旅行にも行けないし、私にたびたび、突然入院されては家族も迷惑だ。しかも……私のはチョコレート嚢腫といって、卵巣に古い血液が溜まって膨《ふく》らんだ状態で、癌《がん》化する確率が高いといわれている。

私があっちゃこっちゃの病院に通い始めた頃、中学の同級生が同じ症状で入退院を繰り返し、卵巣癌になって切除、抗癌剤治療をしたという話を聞いた。中学生の頃、一番仲の良かった子だから、これはもう「お知らせ」に違いないと、手術を決意したのだった。

子宮筋腫発覚時から、二十年近く自然療法派でやってきた私が、ここにきてホルモン療法に頼らざるを得なくなり、手術を決意したということが、長年の読者の皆さんには信じられないことだろうと思う。

ある読者の方は、三十代で発病した癌とともに生き、いまだに化学療法や手術に頼ることなく健やかに過ごされている。三十代後半の彼女は、私が手術をすることになったというと、大変残念がっていた。

でも、五十一という年齢になってみないと分からないと思うが、トシのせいで最早激痛にも、再発の恐怖にも耐えられないのだ。

破裂と激痛を阻止してくれるなら、女性ホルモンを止める薬だって打つし、摘出手術だって受ける。全身麻酔をしてくれるわけだから、知らないうちに済むだろうし、麻酔が切れて痛かったら、病院ならなんとかしてもらえるだろう。家で一人のとき激痛に襲われた経験を持つと、自然療法派の看板なんか、サクッと下ろしてしまう。

それにしても体は神秘の世界だから、自然療法愛好家であることに変わりはない。退院後は毎週整体で体調を整えているし、術前・術後のケアにも自然療法を取り入れた。

でも、五十代という年齢を考えると、これからは西洋医学もアリでいかないと耐えきれないだろう。気持ちも、体も。

どうしてもおなかを切るのが嫌で自然療法に頼っていた三十代の頃、漢方医に言われたひとことが、今でも頭に浮かぶ。

「手術はマジックなんだよ。漢方では何年もかかることを、一瞬でやってのけるんだから。ありがたいと思って、感謝して受ければ、手術はきっと成功するよ」

自分のおなかを切られるのに、感謝して受けられるか！　と、あのときは思った。でも、今は違う。突然起こる激痛の恐怖から救ってくれるのだ。マジでありがたいと思う。半世紀生きてきて初めて、感謝して手術を受けられるようになった。

七・五センチにも肥大した卵巣囊腫を、今は腹腔鏡で取れるという。医学の日進月歩にも、感謝せざるを得ない。いい先生に出会ったことで、私の病院嫌いもなくなった。卵巣囊腫のおかげで入退院を繰り返し、色んな体験もさせてもらった。

閉経を前にして、女の園である婦人科を体験取材した。自分自身のうつろう女心も面白かったし、病棟で、女の一生も垣間《かいま》見た。今、四人に一人といわれる婦人科の病を経験される方の、一助となれば幸いである。

目次

Chapter 1
病院嫌いが緊急入院！

Chapter 2

ついに、救急車出動

Chapter 3

〝婦人科卒業〟を勧められ……

Chapter 4

手術か、自然療法か。揺れる女心

Chapter 5

手術前夜

Chapter 6

さよなら、愛しの卵巣ちゃん

本文デザイン――こやまたかこ
編集協力――種田桂子（イシス）

Chapter 1

病院嫌いが緊急入院！

一体これは!? 未体験の痛み勃発

五十一歳を前にした二〇一四年一月の終わり。生理一日目の夜だった。いつも通り娘のウリと夕飯を済ませ、風呂に入り、就寝して一時間ぐらいたった頃、肛門近くにズッキューンと激痛が走った。

寝しなに目が覚めてしまうぐらいの痛みなので、驚いて飛び起きた。その日は食欲がなかったにもかかわらず、娘と夫のためにクリームシチューを作って、せっかくだからと自分もワインのおつまみにちょっと食べたので、もしかしたら消化不良による下痢かもしれない。そう思ってトイレに急行したが、何も出ず、痛みは続いた。

朝から微妙に生理痛もあったので、それがひどくなったのかもしれないと思い、枕元に置いてあったベラドンナ（痛みに効くホメオパシー）を口に入れたが、一向に痛みは治まらない。それどころか、どんどんひどくなる。

それは、内側から沁みるような痛みで、全身に冷や汗がにじみ出た。

「おなか痛ーい！」

と、声に出さずにはいられないほどの痛みになったところで、滅多に使うことのない室内インターフォンで、夫に助けを求めた。我が家は一階に夫の寝室があり、私と娘の寝室は三階。いつも帰りが遅い夫だが、この日はたまたま早く帰っていた。

「おなか痛いんだけど、痛み止めある？」

息も絶え絶えに聞いた。夫は頭痛持ちだから、バファリンはいつも携帯している。

「あるけど、そんな、泣くほどおなか痛いなんて病気だよ。救急車呼んだほうがいいんじゃない？」

しぶしぶ三階に来た夫が言った。泣いているとは、自分でも気づかなかった。

しかしこのときは、まだ救急車を呼ぶほどでもないと思えた。夜中に救急車で搬送されるのも怖いと思ったし、朝、突然私がいなかったら娘はきっと泣くだろう。お弁当だって作ってあげなきゃ可哀想だ。

「生理痛のひどいのだと思うから、バファリン飲めば大丈夫。水とバファリン、持ってきて」

夫に頼んで、バファリンを飲んだ。

「俺、二階にいるからさ、なんかあったら呼んで」

と言って、夫は階下でテレビを見始めた。

あの、着替えさせてはくれないんですか？　全身汗だくなんですけど……。

心の中で訴えたが、もうそんな甘えが通用するような夫婦仲ではなかった。バファリンもらえただけでも御の字だ。

ほどなく薬が効いてきて、私は眠りについた。朝起きればきっと治っているだろう。生理痛なのだから、寝れば治る。そう思った。

ところが、翌朝起きても、まだおなかは痛い。昨夜ほどではないが、自分で歩いて階段を下るも、一段ごとに響く。前かがみでソファにうずくまった。これは生理痛ではない。おなか全体がはって痛く、少しの振動でも響くぐらいだ。

さすがの夫も、可哀想と思ったか、朝食を作り娘に食べさせていた。

「ほら、これ、カーチャンに持ってきな」

普段なにもしない夫が、フレンチトーストを作って、私の分を運ばせた。丁寧《ていねい》に焼かれたフレンチトーストを半分。不幸中の幸いかと思っていただいた。

「うん、美味しい……お弁当、冷凍庫に太巻き寿司があるから、チンしてもってって」

らでぃっしゅぼーや（有機野菜の宅配サービス）の冷凍太巻き寿司は、娘の大好物。チンするだけでお弁当完成なので、とっさの一品として常備している。

「今日病院行ったほうがいいよ」

夫が苦虫を嚙《か》み潰《つぶ》したような顔で言う。

「うん、みむらさん行くよ」

みむらさんとは、近所の内科・小児科だ。

「そういうんじゃなくて、もっと大きい病院でちゃんと診《み》てもらったほうがいいって」

「うん、とりあえずみむらさん行く」

私は大きい病院が嫌いで、できたら行きたくないのだった。近所のクリニックで済むなら、それに越したことはない。

一度寝て、昼前に起き、みむらさんに行った。我が家は健康家族なので、娘のたまの発熱やインフルエンザ、花粉症で赴《おもむ》くことはあっても、私自身が診てもらうことはほとんどなかった。

診察室でおなかを触り、みむら先生は言った。

「これは……すぐ大きい病院で検査してもらったほうがいい。どこか行きつけの病院ありますか？」

「いいえ」

そんなもん、あったら最初から行っているだろう。病院とは縁がない。それを自負して生きてきたようなものだ。

「この近くだとT病院とか」

「あ、じゃ、そこでお願いします」

T病院はうちからすぐの総合病院で、大きい公園の隣。風光明媚《めいび》で建物も新しくきれいなことから、我が家では何かあると必ずそこの病院にしていた。娘のケガ、おできの手術、息子（夫）の骨折……。

緊急時はもとより、入院ともなると家族も通わなければいけないことから、家から近いというのが何よりで、遠くのブランド病院にはハナから興味もなかった。

「じゃ、紹介状書きますから、すぐ行ってください。救急車呼ぶほどでもないですか？」

「自分の足で歩けます」

「じゃ、タクシー呼びますね」

病院でタクシー呼んでもらうほど重症なのかと思ったが、まぁ自分で拾うより楽だ。

タクシーの中でも、車がバウンドしたりブレーキを踏むたびに、おなかに響いた。それでも自分の足で歩いて行けたのだから、このときはまだ、大したことなかったのである。

腸閉塞で病院に緊急収監！

娘のおできの手術・入院で何度も来たことはあるが、病院の中がどうなっているかは正直よく分かってなかった。案内の人に言われるまま、ロビー横の救急外来で受付を済ませ、待った。

待っている間に問診票に記入、体温と血圧を測る。ここまでは町場のクリニックと同じだが、その後血液検査をして腹部レントゲンを撮った。このときは採血も外来でしてもらえ、レントゲンを撮って帰って来たあとは、救急外来のベッドで寝て待たせてもらえた。

自分の足で歩けるといっても、昨夜の激痛で消耗している。まだおなかも痛いし、横になっていたほうが楽だ。横になればいくらでも眠れた。うとうとしていると、私の名前が呼ばれた。

「本日救急外来担当の○○です」

三十代ぐらいの女医さんだった。血液検査とレントゲンの結果を見ながら説明する。

「軽い腸閉塞と腹膜炎ですね」

「はぁ……」

腸閉塞？　お通じのやたらといい私が、なぜ腸閉塞？　とは思ったが、写真を見ながら説明を聞いた。

「ほら、ここと、ここらへんが細くなっているでしょう？　完全に閉塞しているわけではないけど、軽い腸閉塞なんです。もっとひどくなると、水を飲んだだけでも吐いたりしちゃいますけど。血液検査でも白血球の数がかなり増えているので、腸閉塞による腹膜炎だと診断します」

「となると……」

「このまま入院して、一週間ほど抗生物質の点滴で絶食療養していただきます」

あー、やっちゃったなぁ、と思った。時計を見ると、すでに三時だ。娘の学校が終わる時間で、そろそろメールが来るだろう。娘は江戸川区の学校に通っているので、四時半ぐらいには最寄り駅に着く。一人っ子で寂しがるため、出かけてもその時間には帰っているか、途中で待ち合わせて一緒に帰るようにしているので、困った。

だいたい、入院するつもりで出かけてなかったので、近所のクリニックに行く恰好＝部屋着にダウンコートと、鍵とお財布と携帯しか持っていなかった。

「あの、入院の支度をしに一度家に戻れますか？　すぐ近所なんですけど」

私は女医さんに聞いた。

「今お帰しするわけにはいかないので、まず入院手続きをしていただいて、担当医に外出手続きをしてからなら、短時間戻れると思います」

それはまさに、私にとっては監獄入りだった。何もかも、許可がなくてはできない病院という場所に、自ら入ってしまったのだ。

またしばらく待たされて、私は救急病棟に入院した。四人部屋で、ベッドは低く、看護師さんは男性だった。きっと、救急車で運ばれる、自分では動けない患者さんが多いから、力のある男性なのだろうと思った。

「確認のためお名前をフルネームでどうぞ」

「横森理香です」

病気で入院するのは実に十五年ぶりだが、今は検査にしても注射にしても、なんにつけてもミスを防ぐため、名前をフルネームで言わせるのだ。手錠、もとい、はさみでなければ切れないプラスティックのネームタグを付けられて、点滴をされた。

「あの、この点滴って、外出するときに一度外してもらえるんですよね？」

私は看護師さんに聞いた。

「ええ、大丈夫ですよ。お出かけになるとき言ってください」

私は焦っていた。娘にメールで「入院することになった」と伝えてから、「いつ帰ってくる？」、「どのぐらい入院することになるの？」と、うるさくメールが来ている。緊急時用に家の鍵は持たせているものの、一人で家にいることは滅多になく、私が入院したこともないので、不安だろうに違いない。

私は夫にメールで、「入院することになっちゃったから、ウリのことよろしく。何時に帰れる？」と聞いた。「六時ぐらいには帰れるよ」というので、ひとまず安心したが、自分の入院支度をしに帰らねばならない。

身支度は人任せでは満足しないし、だいたい十一歳の娘と、家のことなどわけ分からない夫に頼んでも、すっとこどっこいなセットが来るのは目に見えている。それに娘は宿題を済ませて夕飯を食べ、入浴したら即寝しなければならない。学校が遠いので、朝七時には弁当持って出発しなければならないのだ。

そのサポートをしてあげられなくなるのは仕方がないとしても、家のパソコンを開いて、ひとまず緊急連絡しなければいけない仕事相手と、主宰するコミュニティサロンのメンバーがいた。私はこのときまだスマホデビューしておらず、ガラケーでは役に立たないことがほとんどだった。

そして、突然収監されてしまったので、一度は家に帰りたかった。人間心理の不思議なところだが、自分で決意を持って出かけて来るのと、何らかの事情で突然帰れなくなるのとは、わけが違うのだ。このときはまだ自分の足で歩け、タクシーに乗って家に帰り、身支度ができるほど状態は良かった。

六時半頃、やっと一時間の外出許可を取り、帰宅すると、娘は泣いていた。泣いているんじゃないかとは思ったが、何時間も泣いているとは……。十一歳にもなるのにヤワで困ったものだと呆れた。

「泣いてもしょうがないじゃん。こっちが泣きたいよ。宿題やったの？」

娘は泣きべそをかきながら、うん、とうなずいた。夫はにやにやしながらキッチンに立ち、夕べのクリームシチューを温めている。

自室でパソコンを開き、メールチェックして緊急連絡をしていると、便意をもよおした。トイレに急行すると、にょろにょろっと便通があった。腸閉塞というのは、詰まってしまうものだと聞いたが、排便があるぐらいだから、やはりそんなにひどくはないのだろう。ウォシュレットして、着替えてお泊まりセットを作り始めた。

「水も飲んじゃいけないっていうから、お茶も飲めないんだけど……」

夕飯を食べている家族を横目で見ながら、ぼそっと言った。娘はもう泣き止んでいる。私を夫の車で一緒に送っていくと言う。老猫ともしばらくのお別れだ。

「ハニちゃんのこと、よろしくね」

と娘に言い、私は猫を撫でた。

内科の三賢者

初日は救急病棟だった。救急だけに、四人部屋に私以降、次々に救急患者が入室する。比較的軽症の患者用の部屋だったのか、私の後にも、近所のマダム風ご婦人が、自分の足で入って来た。やはり私と同じで、急におなかが痛くなって入院したようだ。

入院手続きは、救急の場合ベッドに書類を持ってきてくれる。おなかが痛い上に疲れているので、色々書き込むのは面倒だったが、ミミズのような字で適当に書いた。横になってうとうとしていると、男性の看護師さんが書類を取りに来て、

「ご希望の病室は？」

と聞く。書類を記入する際、いただいた病院のパンフレットで宿泊料金を見た。個室は、国立の病院でもホテル並み。あほらしい。どんなに良くても病院は病院じゃん、退院してから本当のホテルに泊まったほうがマシだ。私は、

「どこでもいいです」

と言った。しかしはす向かいのマダムは、

「個室にしてください。主人も、そうしろと言ってくれているので。見舞いに来るのが遅くなるので、同室のみなさんにも迷惑だろうって」

と言っていた。うーん、金持ちは違うね。私なんか、倒れようと入院しようと、支払いは全部自腹だもん。娘が手術・入院したときだって私が払ったぞ。

つーか、入院中は軽症だったら退屈だから、同室のみなさんの会話に聞き耳が立てられて、かつ、気が合えばお友達にもなれる大部屋のほうがいいではないか。娘が小児科に入院したときだって、色々な事情で入院した子がいて、付き添いのお母さんたちともお喋《しゃべ》りできた。それはそれで、同病相憐れむ状態で楽しいのだ。

その晩は、夜中に救急患者がもう一人運ばれてきて、ばたばたしていたにもかかわらずぐっすり眠れた。やはり、夕べの激痛ショックでそうとう疲れているのだ。朝、起き上がって点滴をぶら下げながらトイレに行った。その帰り、ここに来たとき説明を受けたはずだが、迷子になった。

迷い込んだところは集中治療室だった。個室には意識不明で色んな管に繋《つな》がれた方が入院していて、その奥は「関係者以外立ち入り禁止」の札が……。

「どうされました？」

看護師さんが慌《あわ》てて近寄って来た。

「道に迷っちゃって」

正直にそう告げると、廊下の矢印を指さして、ナースステーションを目印にした病室への行き方を説明してくれる。そういう人が多いらしく、ここの廊下にはぶっとい矢印が描かれているのだ。

「このブルーのラインに沿って行けば、迷いませんから」

しかし私は、トイレに行くたんび、なぜかこのエリアに迷い込んだ。バカ？　それとも、呼ばれてる？

抗生物質の点滴のせいか、翌日痛みはだいぶ軽くなっていた。内科病棟のベッドが空《あ》かないため、この日から外科病棟に入院することになったが、担当はもちろん内科の先生だ。一人ではなく、主治医とあと二人が、三人チームで回診に来る。私はこの三人を、「疑り深い三人の賢者」と、心の中で呼ぶことにした。

主治医は、漢方医のような細身＆地味顔のおじさん。あとの二人は、最も疑り深い三十代男子と、さらっとした大人女子だ。この三人が、ただでさえ痛いおなかを、寄ってたかって指先で押すのである。

「最も痛かったときを十とすると、今はどのぐらいの痛みですか？」

と聞かれるが、最も痛かったときに比べたら、我慢できるぐらいの痛みなど○・○一ぐらいだろう。私は、

「三か四ぐらいですかね」

と適当に答えた。

三人が、私の顔を見ながら、色んな押し方で腹を押す。

「こうしたときと、こうしたとき、どちらが痛いですか？」

そんな、ぎゅーっと押してポンと離されたら、健康なときだって痛いじゃないか。最も疑り深い三十代男子など、最初から疑っている目で私の目を見ながら押すのだ。わ、私が、嘘をついているとでも言うのだろうか。本当は痛いのに、痛くないっていう病人がどこにいるというのだ。

外科病棟に引っ越してから、検査棟にCTスキャンを撮りに行かされた。もっと詳しく病状を確かめるためだと言う。病室は四人部屋で、私しかいなかった。しかも七

階の南向きで風光明媚。窓際のベッドに寝かせてくれた。ラッキー！

「貸し切りだよ、貸し切り。大部屋料金で個室扱い」

私は親友にメールした。そして娘にも、引っ越した病室の階と部屋番号をメール。娘を寂しがらせないため、そして私も暇《ひま》なので、朝起きたときからマメにメールで連絡を取り合った。娘も起きると、

「おはよ～。おなか痛くなくなった？」

などとメールしてくる。医療機器の電波障害防止のため、携帯電話はナースステーションの近くでしか使用できないことになっているが、メールは平気だからありがたかった。

テレビカードがナースステーション前の自販機で売られているから、早速購入し、セットした。冷蔵庫もこのカードで使えるが、何も飲んではいけないことになっているので、とりあえず冷蔵庫は必要ない。

腸閉塞で入院、と、関係者に連絡すると、みんな「めちゃくちゃヤバイ病気じゃないですか！」と、友人知人で腸閉塞になった人の体験談を聞かせてくれた。ある人は、玄関先で激痛に倒れて、隣のおばさんが発見し救急車を呼んでくれたからいいも

のの、一人暮らしの彼女は、家の中で倒れていたらどうしようもなかったと語ったという。

またあるご老人は、自室で倒れ、家族がいなかったので救急車を呼ぶこともできず、翌朝発見されたときには時すでに遅しだったという。ひえ〜、あまく見ていたが、死ぬ可能性もある病気だったってこと？　どうりで、救急病棟では夜中でも看護師さんがたびたび見に来ていたし、疑り深い三人の賢者も、疑りまくりの診察をしているわけだ。本人は意外と元気だが、予断を許さない状態ということなのか。

しかし私は、自分のことより、家のことが心配だった。夫にまかせて娘は大丈夫なのか？　入院後すぐに連絡した親友も同じことを感じていて、しばらく大丈夫なぐらいのおかずを作ってタッパに入れ、見舞いに来てくれると言う。それを病室の冷蔵庫に入れておいて、夫と娘が来たときに渡せば安心でしょ？　と。

家にある食材も心配だった。らでぃっしゅぼーやで取ったアボカドも熟れ頃だ。ほっておいたら腐ってしまうだろう。そして今日は生ゴミの日、月曜はリサイクルゴミの日と、ゴミ出しも気になった。

締め切りの迫る仕事もあった。文庫化するエッセイの文庫版あとがきを今週中に書かねばならなかったので、締め切りは明日だ。編集者に電話をし、手書きで書いてファックスで送る旨、伝えた。別にすっ飛ばしても良かったのだろうが、おなか痛い以外は元気なので、頭はくるくる回転してしまうのだった。

しかも、絶食療養中なので、やることがない。一日三食、そして、折につけ飲んだり食ったりするという行為がないというのは、どえらい暇なことなのだ。初日はいくらでも眠れたが、良くなるにつれ、そうは眠れず暇になった。

私は点滴をぶら下げて、一階にあるコンビニに走った。さすがに原稿用紙は売られていなかったが、キャンパスノートと鉛筆が売られていたので、それを購入した。有料ファックスもあるから、書いたらそこから送ればいい。

原稿を書き終わると、ノートに、残っている生鮮食品と、家から持ってきてほしいものを書き出した。食材については、アボカド→ディップにしてトルティーヤチップスにつけて食べて、とメモ書きした。レシピはクックパッドで簡単に見られるから、二人でなんとかやってくれるだろう。

院内感染予防に終始

冬だったので、院内感染だけはすまいと気を付けた。インフルエンザが流行《はや》っていたし、腸閉塞だけでなくいらん病気までもらってしまったら目も当てられないと思ったからだ。

トイレも共同だし、外科の隣は呼吸器科で、ご老人が多く入院されている。ボケ老人の徘徊《はいかい》が夜中にあったり、三時間も尿瓶《しびん》の話を繰り返すお爺《じい》ちゃんと相手する看護師さんの会話も面白かったが、肺炎のウィルスとかも満載なんだろーなー、と思った。

ふだんは公共の乗り物と人込みだけつけているマスクを、二十四時間つけるのもさることながら、今では「効果なし」と発売中止になった〝ウィルスバスター〟を、常時首からぶら下げておいた。寝るときは、ベッドの横の柵に、お守りみたいに下げておく。

トイレに行くと、ノロウィルスに気を付けましょうという張り紙がある。もし汚してしまったり、汚物を発見したときは速やかにナースコールで連絡してくださいと。マスクと手袋、メガネで完全防備した看護師さんの絵も描いてある。

手洗いにも、正しい手の洗い方の絵が……。いつもはこんなに一生懸命手を洗うこともないが、まぁ暇だし、トイレに行くたび、心配だからマニュアル通りに手を洗った。絶食といっても一日二リットルも保液しているから、おしっこはいっぱい出た。

「何も入れずに、おなかを休ませることが大切なので、つばもできたら飲まないでほしいんですね」

と、太った看護師さんに言われる。ラマダンか？

「ええ、でも、おなか空いちゃって……」

二日もすると、おなかが空いてきた。ここ一年ぐらい、生理になると消化不良でおなかも空かないが、三日目ぐらいからは食欲が出てくる。ましてや絶食しているから、おなかがぐーぐーなるほどだ。

「先生にお伝えしますね」

しばらくして、三人の賢者が回診にやってきた。

「尿は出ていますか？」

「ええ、たくさん」

「ガスは出ていますか？」

「はい、結構」

「便は出ていますか」

「それはさすがに……何も食べてませんからね。おなか空いちゃって」

三日絶食して、四日目から重湯をスタートさせ、一食ずつ七分粥《がゆ》、五分粥、三分粥、全粥、常食と食上げしていくと聞いてはいたが、そこをなんとか、早く食べさせてもらえないだろうかと懇願した。

「排便も、初日に外出許可を取って一度家に帰ったとき、あったんですね。それに、娘がまだ小さいので早く帰ってあげないと可哀想で」

お涙ちょうだいで、なんとか早く脱出できないかと試みた。

「そうですか……。ご主人は、今夜いらっしゃいますか？」

「はい、六時過ぎには来ると思いますが」

娘は私の入院中、渋谷にある夫の事務所に寄り、仕事が終わるのを待って一緒に帰宅していた。夕方から打ち合わせがあるときは同行し、カフェで宿題やりながら待っていたのだ。私は朝のうちに持ってきて欲しいものをメールし、夕方それを受け取ると同時に洗い物を渡した。

「病状説明しますので、いらっしゃったら声かけてください」

あ〜、長くなると娘がおなか空いちゃって可哀想だなぁとは思ったが、仕方なかった。

とにかく早く退院したいのだ。おなかはもうほとんど痛くなくなっていたし、お粥食べてりゃいいんだったら、家でも養生できる。

退屈を持て余し始めた頃、私しかいない四人部屋に、似たような患者さんが入って来た。就職浪人中の若い女性で、九州から東京に遊びに来ていた。大学時代の同級生と飲み会のあと、やはり突然おなかが痛くなって、救急車で運ばれたそうだ。運ばれた先は聖路加《せいるか》国際病院だったが、泊まっている友達の家がこの近所だったため、T病院に転院したという。

夜遅く友達が、着替えや必要なものを持って見舞いに来た。彼女も働いているから、病院に来られる時間が面会時間の八時ぎりぎりなのだ。お母さんが九州から来るまで、ナースステーション前のロビーで待っててくれるという徹底ぶりで、真面目なのも感心だが、若いからこそできることだなと思った。

年を取ってからの入院は、見舞いに来る人も同世代なら体力も時間もないので、そうそう「来てくれ」とは言いにくくなる。九州から夜遅く到着したお母さんは、娘の顔を見ると安心して親戚のおじさんちに帰り、翌日面会時間に来た。

聞き耳を立てていると、やはり彼女も生理の二日目だったという。私は思った。あのマダムも、この子も、私と同じなのではないかと。ここ一年ぐらい、生理のたんびに消化不良になり、無理して食べるとおなかが痛くなるので、胃腸薬を飲んでいたのだ。今回のような激痛ではなかったにしても、何か関係があるのではないか？

CTスキャンで卵巣嚢腫発覚

涙をこらえた娘と、苦虫嚙み潰したような顔をした夫の見舞いは、嬉しいような悲しいようなものだった。毎日、家族に会えて嬉しいと同時に、「迷惑かけてすまないねぇ」という気持ちにさせられた。

そして見舞いといっても、本当に必要なものを置いて、洗い物を持って帰るだけの一瞬で、迷惑そうなことこの上ないのだった。また実際、病院でゆっくりしている時間もないのだろう。その日も、

「病状説明するからって先生が」

と夫に言うと、

「え？」

と、怪訝《けげん》な顔をされた。家族だから、しょうがないんじゃないの？　ってゆーか、私の病状が気にならないのかなぁ、と呆れたが、口には出せなかった。

イヤイヤ風の二人を従えて、おじさん先生と、ナースステーション横のカンファレンスルームに入る。ＣＴスキャンの映像を見せながら、おじさん先生が説明する。ＣＴスキャンは、内臓を３Ｄで立体的に見られ、しかも様々な方向から確認できるので、どこが悪いかが分かりやすい。

「これは？」

腸閉塞の説明を受けながら、私は今まで見たこともないものを発見した。大きくいくつもある筋腫は見慣れているが、その奥に、白い塊《かたまり》があるのだ。

「これは卵巣囊腫ですね」

おじさん先生は、なんてことないように言った。

「卵巣囊腫なんて、三年前はなかった……」

私はつぶやいた。三年前、雑誌の体験取材で受けた婦人科ドック。そのときはなかったものだ。この三年間で、いやさ、生理中の消化不良が起こった一年ぐらい前から、もしかしたらできていたのかもしれない。

しかしおじさん先生は内科のドクターなので、婦人科との関連は考えない。あくまでも、消化器系の問題として診ているので、腸閉塞部分を丹念に説明し、可能性として大腸癌、胃癌を指摘した。

「念のため入院中、検便をして、血が混ざっていたら内視鏡による検査をおすすめします。胃カメラも飲んでおくとより安心かと」

今後の治療方針としては、流動食、七分粥、五分粥、三分粥、全粥、常食を二食ずつ食べていただき、大丈夫そうだったら退院、つまりここから四日ぐらいかかると言うのだ。夫はムッとして、

「じゃ、そういうことで」

と言って立ち上がった。早く帰りたいのだろう。

「おやすみー」

引きつった顔で娘が言い、二人は逃げるように去って行った。私は取り残された気分で、病室に向かった。

翌日、おじさん先生の回診の際、私は先生に言った。

「今回生理の一日目におなか痛くなったんですが、一年ぐらい前から、生理のとき必ず消化不良で具合が悪くなっていたんです。消化剤を飲んだりして、二、三日たつと治ってはくるんですが、生理が終わるとスッキリするんです。今回の腹痛も、何か婦

人科系と関係があるんじゃないかと思って」

どうせ入院してるし、退屈だから、とは言わなかったが、

「入院中に婦人科の検診も受けられませんか？」

と申し出た。おじさん先生は、

「ここの婦人科でいいんですか？」

と言った。

「ええ、行きつけの婦人科もないですし、近所なのでなにかあっても通えるので」

「分かりました。予約取っておきますね」

友人が差し入れた〝命のスープ〟

この日の昼から、流動食が始まった。おなかがぺこぺこだったので、食べられればなんでも美味しいだろうと、かなり期待していたが、それはまぁものすごいものだった。使い込んだプラスティックの蓋《ふた》付き保温（？）カップに、バニラフレイバーのうす甘いポタージュ（インスタント風）が入っている。

「なんだろう？」

とは思ったものの、ぐっと飲んでからそのまずさに驚いた。おかずは、お魚の形をしたムースみたいなもので、食べると、白身魚をすりつぶして固めたものだった。二皿目の緑のゼリーはホウレンソウ、オレンジのお魚は人参だ。離乳食レシピか？　しかし、完食しなければ出してもらえないと思うと、鼻つまんで食うしかなかった。

予想通り、お膳を下げに来た看護師さんが、全部の蓋をあけて食ってるか食ってねーか確認している。ちっ。

「なんか、全部のフレイバーが変なんだよね〜。給食っぽいってか」

私は親友にメールした。誰かとシェアしなければ耐え切れないようなまずさなのだ。

「給食センターがやってたりするからねー、病院食は」

タイミング良く、いつも千葉でお母さんの作った野菜をいただいている、友達のゆみこちゃんから、「野菜来たよ、いる？」のメールが来た。彼女はまだ若いし（といっても四十）独身だし家も渋谷だから、ちょっとお願い事してもいいかもしれないと思った。

「腸閉塞で入院してるの。なんにも食べられないんだけど、今日から流動食。それがすげーまずくってさー。そのお野菜、スープにしてポットに入れて来てくれると大変嬉しい。具は食べらんないんだけど」

とメールした。すると彼女、以前このあたりに住んでいてこの病院も良く知っているから、気安く「いいよ〜」と言ってくれた。そしてスープの入ったポットを二個持って、その午後には見舞いに来てくれたのだった。

「塩だけで味付けてるから。煮出しただけだよ。具は残してね」

そのスープの美味しかったこと。まさに「命のスープ」だった。

「それと、漫画ね。暇だしょ？」

それは、私の大好きな伊藤理佐の『おいピータン‼』だった。ふだん、もう漫画なんて読む時間的体力的、精神的余裕はないが、日がなゴロゴロしていなきゃならない今、読まないでか？

すでに、一階にある本屋には日参し、読みたい雑誌は読みつくした。思い余って佐藤愛子さんの、『ああ面白かったと言って死にたい』（涙）まで読んでいる。

「ありがとー、ゆみこちゃん‼」

ゆみこちゃんはしばらくお喋りして、私を元気づけるようなことだけ静かに言い、去って行った。そうは見えない愛想のない女だが、本当に繊細で優しい子なのだ。こういうのが本当の見舞いっちゅーんじゃないのか？　うちの家族はなんなんだ？

早く〝出所したい〟仲間たち

飲食が可になると、点滴の量はそのままなので、浮腫《むく》み始めた。流動食はほうじ茶も含めてすべて液体&ペーストなので、一食でおなかがぶがぶ。体を動かしていないから、汗も出てないし、きっと水分量が多すぎるのだ。

私は娘に頼んで、「和みのヨーガ」のDVDとパソコンを持ってきてもらった。簡単なセルフマッサージだけの「和みのヨーガ」なら、ベッドの上でもできるだろう。が、点滴の刺さっている腕では、なかなか思うようにはいかなかった。

私はイライラし始めた。収監され、いつもベリーダンスやピラティスで体を日々動かしている私が、既に具合悪くないのにほぼ寝たきり状態。ふだんの家事も、面倒だが運動になっているのだ。お風呂も、短時間のシャワー以外入らせてもらえないので代謝も悪くなり、健康レベルはガックシ下がっていた。

院内を歩くだけでも少しは違うかもしれないと、用事もないのに私は、一階のコンビニと書店、ロビーのカフェに通った。流動食ＯＫになったので、飲み物ならなんでも許されたのだ。まだ固形物は食べられないので、カフェやコンビニで飴《あめ》やお菓子を買って、飴はちょっと舐《な》め、お菓子はお見舞いに来る娘にあげた。

私と同じように、急な入院、手術で身動きが取れなくなったサラリーマンのおじさん（といってもたぶん同世代）も、スマホ片手に点滴ぶらさげて、かりかり歩き回っていた。回復を早め、足腰弱らぬように廊下を何周も歩いている。退院したらすぐ復帰できるように、頑張っている感じだった。

そうだよねぇ、退院したら、背広着て満員電車で通勤しなきゃなんないわけで、居職の私とはわけが違うんだ……、と同情した。

ご老人はともかく、バリバリ現役感のある患者さんを見ると、同情せずにはいられなかった。やらなきゃならないこともいっぱいあるだろうし、家族の生活がかかっているのだ。ここでこんなことしていられないって焦燥感は、痛いほど分かる。私も、もういい加減退院させてくれよ〜、と、いつも心の中で訴えていた。

しかし、おなかはかなり休めたみたいで、流動食が始まってからの動きがすごかった。んごごご、ごごー、ごぉおっーと、腸が「貫通」する音が軽快に聞こえた。

「すごいよ〜、もう、㊗貫通、って感じ」

おかずを持って見舞いに来た親友に、私は自慢げに伝えた。

友達のアロマテラピスト、プラハちゃんにも来てもらい、浮腫んだ手足をアロママッサージしてもらった。四人部屋は一時期四人満員となったが、再び貸し切りとなっていた。出たり入ったりが激しい外科病棟。目の手術で入院した人は、翌朝には退院した。

チャラ男先生登場

「今日は婦人科の診察がありますから、二時に外来にお越しください」

朝、看護師さんに予約表を渡される。院内だから、点滴ぶらさげて行くにしても楽だ。それになんせ暇だから、出かけるところができてありがたいぐらいなのだ。外来は病棟からかなり遠いから、運動にもなる。

午後二時、私は院内をぐるーっと移動して、婦人科の外来に赴いた。ここではパジャマで点滴ぶらさげてても、怪訝な顔をする人はいない。逆に、なぜか得意顔で歩ける。そして入院患者なので、待合室で長時間待つこともなく、いきなり診察室の前で待たされ、すぐに呼ばれた。

「横森さん、六番の診察室にお入りください」

男性の声で放送があり、私は診察室に入った。

「うぃっす」

ういっす？

そこにいたのは、キャラメガネをかけチノパンを穿《は》き、髪の毛をジェルで立たせた若い男の子だった。オリラジの藤森慎吾《ふじもりしんご》かうらなりの小栗旬《おぐりしゅん》か。はたまた宮川大輔《みやがわだいすけ》か。がに股で座り、姿勢もひどく悪い。私は衝撃を受けた。今って、こんな〝チャラ男〟みたいなのがドクターでいるんだ！　しかも婦人科。

内科から回って来たＣＴの映像と検査結果を見ながら、チャラ男先生がつぶやいた。

「すごい……腸がぱんぱんだ」

「今回、腸閉塞で入院したんですけど、痛くなったのが生理の一日目だったんですね。ここ一年ぐらい生理のときにいつも消化不良で具合が悪くなってたので、婦人科系と関係があるんじゃないかと思って。それに今回ＣＴ撮ったら、卵巣嚢腫があったんです。三年前の検査のときにはなかったものなので、それも問題なんじゃないかと」

俗に、子宮筋腫は痛くないけど、卵巣嚢腫は痛いと聞く。

「生理痛はいつもはないんですね。冷やしたときに痛くなるぐらいで。あ、それと、いつもは二十八日周期で来るんですが、十二月は生理ありませんでした」

私は、白衣着てなかったらドクターに見えない先生に、状態を説明した。

「そうですか……じゃ、内診してみましょう。一度出て、内診室に入ってください」

ここの病院は診察室と内診室が隣り合って別になっていた。新しい病院なので作りも良く、婦人科にありがちなだっさ〜い感じはない。

「下半身だけ脱いで、そちらにあるバスタオルを巻いて内診台に腰掛けてください」

看護師さんに言われてその通りにする。慣れたものだ。そしてこの年になると、こういう行為に不快も感じない。必要ならする、それだけだ。

「あの、まだ生理なんで血が出てます。ティッシュで押さえていいですか?」

「いいですよ〜」

私は股間にティッシュをはさみ、内診台に腰掛けた。看護師さんが仕切りのカーテンを閉め、向こう側にチャラ男先生が入って来た。

「はい、じゃ、内診しますね〜」

サクッと内診される。

「あ、ほんとだ、まだ生理だ。うん、うんうん、うん。はい、じゃ、いいですよ〜。

また六番の診察室に入ってください」

私は言われるまま、パンツを穿いて元の診察室に入った。デスク上のパソコンを私のほうに向け、チャラ男先生が説明する。

「これが卵巣嚢腫で、サイズは四センチぐらいですね」

「普通何センチぐらいなんですか？」

「二、三センチぐらいです。でも、卵巣は時々水ぶくれしたりすることもあるから、三ヵ月に一度の経過観察でいいと思います」

「あ、じゃあ切ったりしなくていいんですね！　内科の先生は、子宮筋腫と卵巣嚢腫が腸を圧迫してる状態だから、もしかしたら婦人科で手術を勧められるかもしれないと、回診のときに言っていたんですが」

「年齢的に見ても、今ここで手術をする必要ないですよ。閉経逃げ込みでいいんじゃね？」

い、いんじゃね？　って。と、友達？　呆れたものの、私は嬉しかった。

「ですよねー。もう二十年近くも子宮筋腫温存してきて、今更切るなんて嫌だと思ってたんですよ」

「子宮筋腫がこんな感じであって……」

チャラ男先生が紙に子宮と卵巣のイラストを描いて説明し始めたとき、院内電話が鳴った。

「ごめん、呼ばれちゃった。夕方、病室のほうに説明しに行きます。うぃっす」

そう言ってチャラ男先生は去った。

診察室のドアを閉め、出て行くと、笑いが込み上げた。なーにあれ⁉ 私は自分の病気のことも忘れて、友達にメールした。

「ちょーっと、患者にうぃっすとか言う先生がいたよ！」

しかし一週間の入院でクサクサしていた気分が、チャラ男先生のキャラと軽薄さのおかげで一気に晴れた。「閉経逃げ込みでいんじゃね？」と言われたのも、もう二十年近くも手術から逃げ、自然療法で子宮筋腫を温存してきた私には嬉しかったのだ。

私は病棟に戻り、シャワー室の予約を取って点滴を一度外してもらい、シャワーを浴びた。一階のコンビニで買ったピンクの花柄浴衣に着替えて、いつもより念入りにスキンケアをし、髪を乾かしてチャラ男先生を待った。すっぴんだけど、ほっぺはピンク、みたいな（笑）。

よく、お父さんやお爺ちゃんたちが入院して、若い看護師さんや女医さんたちに囲まれ嬉しくなっちゃうのと同じである。この年になると、こういうことも経験するんだぁと、我ながら感心した。

が、その日、チャラ男先生は来なかった。

翌朝、おじさん先生の回診があった。

「婦人科の診察はどうでしたか？」

「あ、婦人科の先生、お産かなんかに行っちゃって、夕方診察結果を詳しく話しにくるって言ってたけど、来ませんでしたよ」

おじさん先生の顔が曇った。

「言っときます」

次の日の夕方、チャラ男先生がグリーンの手術着で現れた。

「昨日はごめん、手術長引いちゃって……」

ふん、昨日はおニューの浴衣着てたけど、今日は洗いざらしのパジャマだよっ。

手術が終わったばかりなのか、一息ついた風に窓枠に腰掛け、チャラ男先生はマスクを取って喋り始めた。

「経過観察の予約は三ヵ月後に取ったけど、その前に痛かったりなんかあったら、すぐ来てもらって結構なので。俺ほとんど病院にいるからさぁ」

俺ほとんど病院にいるからさぁって、チャラ男先生、お口、くさーい！！！

私は衝撃を受けた。

「もう、早くマスクして行っちゃって！」と心の中で叫ぶも、チャラ男先生は本当に忙しいらしく、すぐ「うぃっす」と言って去って行った。病状説明も何も、来なくても良かったんじゃないか、ぐらいの手短さだ。

私はまた友達にメールした。

「マスク取ったら、チャラ男先生、お口臭かった」

友達はすぐにメールバックしてきた。

「いや〜ん、口臭先生⁉ マスク取らないで〜」

友達は若い男好きの四十代独身大人女子で、病院にも結構なイケメン・ドクターがいることから、発見するたび彼女にメールで報告していたのだ。チャラ男先生はイケメン枠ではなかったが、キャラクター的に面白かった。

若いのに、なんでお口臭いの？　とは思った。このときはまだ、若いドクターが過重労働で歯を磨く暇もない、ということは知らなかった。そして、チャラ男先生の経験不足によって、その後さらなる激痛を体験することになるとは、このときは夢にも思っていなかったのである。

アディオース！ 三人の賢者たち

まるまる一週間入院して、私は退院した。

「娘がまだ小さいので、できるだけ早く退院させてもらえませんか？」

と、おじさん先生を泣き落とし、食上げ後半の何食かはスキップしてもらった。最後「常食」でどんぶり飯が食える、というところを確認、退院許可が出た。

しかし病院のどんぶり飯。副菜も薄味なのでおかずにならないから、下のコンビニで「おとなのふりかけ」を買って来て、お粥の段階から活用した。おとなのふりかけの「青じそひじき」は、お粥に混ぜてもさっぱりして美味しいので、久々のヒットだった。

なんせ一週間、美味しいものを食べさせてもらってないので、インスタントのふりかけのフレイバーが、五臓六腑に沁み渡るのだ。嗚呼、美味しいお菓子が食べたい。コンビニものじゃなくってさ、ちゃんとしたパティシエの作ったケーキかデザートを……。入院中、何度夢見たことだろう。

便はずーっと下痢だった。抗生物質の点滴をし続けているので、腸内善玉菌も死滅しているであろう。ほとんど水のような下痢なのに、やはり入院中に検便をしたほうがいいとおじさん先生にしつこく言われた。

腸閉塞の原因が定かでないから、悪性腫瘍を疑うのだ。腸閉塞の原因は、過去の開腹手術の可能性もあると言われ、小学校五年生のとき盲腸の手術をした旨伝えた。何十年たっても過去の開腹手術が原因で腸閉塞は起こるという。

でも、それだけではないような気がするから、念のため胃カメラ、直腸カメラはやっといたほうがいいと。検査なら人間ドックと違ってお金もかからないし、これを機会にぜひやっておきましょうと、三人の賢者が寄ってたかって私を説得していた。が、下から上からそんなものを入れると考えただけで、気が重くなった。

検便をクリアすれば、痛そうなものを入れずに済む。しかし、その日の朝、看護師さんに便を入れる蓋付きプラスティック容器を渡されるも、気乗りがしない。

「まだ生理なんで、便に血が混ざっちゃいそうなんですけど」

と言って断ろうとした。が、

「先生に確認しますね」

と看護師さんは一度去り、

「便の出るところとは場所が違うので大丈夫ですって先生が」

と譲らない。

「すごい水下痢なので、手にかかっちゃいそうなんですけど……」

「じゃ、この手袋をしてください」

使い捨ての青いビニール手袋を2セットくれた。

「検便終わったらそのままトイレに置いて、ナースコール押してくださいね」

手袋をして、尻の穴の位置を確認し、挑んだ。

「……」

確認して、己の器用さにほくそ笑んだ。ピューレ状の便はどこにもかかることなく、容器にきれいに入っている。その様子は、まさに、お持ち帰りインドカレー・ミニだった。

最後の最後で検便したので、結果は後日出ることになっていた。退院後一週間検診があるので、そのとき結果を伝えてくれると言う。

退院の前日、「退院おめでとうございます」的に、三人の賢者がやってきた。ここしばらく、主治医のおじさん先生単独で来ていたが。みんなニコニコして、関係ない話をする。

「おとなのふりかけ、ですか」

と、最も疑り深い三十代男子が聞く。

「ええ、下のコンビニで売ってたんで」

「いい匂いですねぇ、アロマテラピーですか？」

とさっぱりした女医さんが聞くので、友達にアロママッサージをしてもらって、残りのオイルをもらったからお風呂上がりに塗っている旨を伝えた。

「女性はいいですよね、そういう楽しみがあって」

と疑り深い先生が言うので、

「あら、男の人だって受けられますよ」

と言ってやった。先生は、

「でもそんないい匂いさせて帰ったら……」

とうろたえるので、

「今はカップルエステもあるから、奥さんと一緒に受けられますよ」

と教えて差し上げた。

こんなフランクな会話のあと、三人は、この期に及んで、検査はしたほうがいいと、ごり押しした。今回は病院からのオーダーによる検査だから、人間ドックと違ってお金もそんなにかからないし、やっといたほうが絶対お得だと。もう真っ向から、どこか消化器系の癌であることを疑っているのだ。

「じゃ、血便出てたら検査してください……」

私は力なく言って、三人に別れを告げた。

アディオース！　三人の賢者たちよ。二度と再びここに入らないで済むことを、私は神に願うよ！

Chapter 2

ついに、救急車出動

退院後の地味生活

退院後、筋力の衰えは感じたものの、入院中に絶食療法で内臓が休まったのか、体調も気分も良かった。なにより、シャバに出られたのが嬉しかった。

前日、ほとんどの荷物を夫に持ち帰ってもらい、当日片付けたぶんはコンビニで買った大きいショッピングバッグに入れ、タクシーで持ち帰った。家からすぐの病院だから、タクシーでワンメーターというところも良かった。

退院翌日からピラティスも再開。武勇伝のように腸閉塞で入院した話はするものの、このときはいつもの生活にすぐ戻れた。部屋も思ったより散らかっていなかったし、夫が頑張って娘の弁当まで作って、夜中に洗濯をして乾燥室に干してた話を娘から聞くと、感謝せずにはいられなかった。

と同時に、なーんだ、やりゃできんじゃん、と思った。いつも、家のことと娘のことは一切やらないくせに、私がいないと、意外と楽しんで家事もしているようだった。私が入院中の節分も、ちゃんと豆撒いて厄払いしてる。別に私がいなくっても、父子はなんとかやっていくのだ。安心すると同時に、ちょっと寂しかった。

「カーチャン、節分の豆、今年は食べられなかったね」

「うん」

病院食に「節分」と書かれた豆らしきものは出たが、それは、食べてみると卵ボーロだった。長期入院の人もいるだろうから、気分だけでも味わわせたいのだろう。

絶食療法で胃が小さくなっていたし、なにせ腸閉塞で入院していたわけだから、食事の量と質には気を付けた。お酒も一週間は自粛し、お粥やスープなど消化にいい系を心掛けた。生理は退院後もだらだらと一週間続いたが、これはいつものことだったから気にしなかった。

もう数年前から、生理はちんたら二週間ほど続いていた。過長月経というらしいが、更年期にはよくあることらしく、先輩諸氏からも聞いていた。二日目の量がばかみたいに多くなったり、少量だが長く続いたりで、多くの女性が貧血になり、閉経を前にして苦労するのだ。なんですんなり、何事もなく終われないのだろうか。

水曜日に退院してその日曜日からは、シークレットロータスでのベリーダンスも再開した。馴染みのメンバーと一緒に踊って、生きかえった気分だった。シークレットロータスは私が主宰する女性のためのコミュニティサロンである。突然入院してびっくりしたよ、とか、痩《や》せたね〜、とは言われたが、私が元気なのでみんなも安心したようだった。

入院した次の日、実はみんなで女子会に行く予定だったのだ。美味しい台湾料理をマンションの一室で出してくれるプライベートシェフの店に。それも行けず、残念だったが、しばらくはまだ養生して、おなかに負担のかかる食事は諦めようと思った。折しも東京は大雪に見舞われ、健康であっても雪に降り込められ外出できない週だった。

雪は入院中から降り始めていた。外科病棟に宮崎出身のおっとりした看護師さんがいて、雪の日、二人でぼおっと窓から外を眺めたものだ。

「うわぁ、きれいですね〜」

と宮崎訛《なま》りで言う看護師さん。故郷では雪は珍しいから嬉しいのだと言う。忙しい医療現場でおっとりしていられる、まさに病棟の癒《いや》し系だった。

今回の入院で感心したのは、私自身が大人になって、病院が怖くなっていたことだった。十五年前、流産の際入院したときには、怖くて仕方がなかったし、とにかく嫌で嫌でしょうがなかった。娘の入院に付き添ったときも、夜中にトイレに行くのも怖かったものだ。

しかし今回は、もちろん不自由は感じたものの、怖いという気持ちはなかった。夜中にバタバタと看護師さんたちが呼吸器系病棟のほうに走って行き、翌朝、家族が集まって送る準備をしているのを目撃したところで、ああそうなのかと思うだけだった。ご老人が多い病棟だし……。

死なない人はいないというか、人はいずれ死ぬ。生きるのが自然なら、死ぬのも自然なのだ。あんまり痛い思いはしたくないが、自分だってもういつ死んでもいいような気がしていた。若くて生命力があまりにも強いと、死ぬことや、死に関係することを忌み嫌い、恐怖も感じるだろうが、年取って人間はだんだん、それを受け入れられるようになるのだろう。

前回の生理から十七日目、早くもＰＭＳ（月経前症候群）が始まった。便秘気味になり、夜寝ても二時間で目が覚めて、イライラもひどくなった。腸閉塞で入院したばかりだったので、便秘にだけはなるまいと、酵素飲料「いちごの約束」とドライプルーンをヨーグルトに混ぜ、毎朝食べた。ウンコは固まり気味だったけど、なんとか毎日出していた。

二十一日目で出血があったので、すわ生理と思いきやお印だけで、夜中の一時半に早朝覚醒した。メラトニンのサプリを飲んで寝ても、四時前には再び目が覚めてしまった。ドイツの健康食品会社・サルス社の更年期ブレンドハーブティーを飲み始める。

不眠には安息作用のあるセロリ、レタスが効くというから、セロリジュースを作って飲んだら、その晩にはよく眠れた。それでも硬いウンコと早朝覚醒は続き、六日後、二十七日目で生理が来た。

その日からよく眠れ、ウンも柔らかくなるが、胃もたれとおなかの張りが始まった。激痛を一度でも体験すると、恐怖心から体調には神経質になる。娘も、私が少しでも、

「おなか痛い」

と言うと、また入院になるのを恐れて、

「どのぐらい痛い？　最高に痛いのを十とすると、今どのぐらい？」

と、三人の賢者を真似《まね》して聞いた。

前回激痛が走ったのが生理の一日目だったから、今回の生理はことのほか神経質になった。入院中の診断では腸閉塞は婦人科と関係ないものとされたが、私にはどうにも、生理中の消化不良は婦人科系に関係があると思えてならなかった。

二日目、子宮が下に引っ張られるような感じで、会陰部が充血。夜には大量出血でシーツ、ベッドパッドまで洗わねばならなかった。

三日目、生理痛がひどく、一日寝込んだ。対症療法のおかげでウンコは出るが、食欲はなく、朝・いちご数個、昼・ジュースとスープ、夜・カレイの煮付けだけ食す。

四日目も午前中寝込み、昼頃やっと立ち直った。おなかも空き、昼ごはんを食べて原稿を書いた。

手当て整体「菊地屋」

生理四日目に退院後の内科検診があった。検便の結果はシロだったので、それ以上の検査は希望しないということで、簡単に終わった。おじさん先生は、おなかを診ることもなかった。

「またあんなことになったら、よろしくお願いします」

と言うと、先生は、

「お子さんが小さいんですから、ならないほうがいいですよ」

とにこやかに言った。しかし、原因が分からないのだから、気を付けようもない。

生理七日目まで、生理痛と吐き気と子宮筋腫が誇張する感じが続いた。不安になった私は、ネットで検索し、「菊地屋」という、婦人科系の病に強い「手当て整体」の治療院に行ってみた。場所も代官山《だいかんやま》だし、通いやすい。それに、先生も若くてイケメンだ。

「菊地屋」は一般に胡散臭《うさんくさ》いとされる「手かざし療法」を行っている治療院だ。だが、私はその手のヒーリングは慣れているし、実際効果もあることを体験上知っている。料金も普通はもっとお高いので、約五十分で九千円弱は安いとすら思えた。

開業したばかりのようだし、場所も代官山のパーフェクトルームという古いマンションの一室だから、家賃も高くないのだろう。

ここのマンションには縁がある。私が初めてのチャネリングを受けた思い出の場所なのだ。佐藤悦子さんという、元ビギのデザイナーでロンドン在住のチャネラーに、三十代初めごろ、メッセージを取ってもらった。

「あなたの魂にとって大切なことは、常に正直であること、ユーモアを忘れないこと。現世の使命は、男女関係の平等性を実現すること。経済的には既に自立しているので、これからは心の自立を目指すこと」

そして、私の病気が見えていたのか、仙骨の下に巻いたタオルを置いて、そこに向かって呼吸し、白い光が降りてくるのをイメージするという、ホワイトヒーリングの仕方も教わった。子宮筋腫治療に躍起になっていた頃はよくやっていたが、そのうち忘れてやらなくなってしまっていた。

今、振り返ってみると、「喉元過ぎれば、熱さを忘れる」というのを痛感する。我ながら、アホだ。伝えられた大切なメッセージも、すぐに忘れ、子宮筋腫治療は、妊娠して子供ができたらもうお役御免とばかりに、どっかいっちゃってた。

しかし、筋腫ちゃんは相変わらずあるし、今度は卵巣嚢腫までできている。そのうえ腸閉塞と、ほったらかしにしていた体が、悲鳴を上げたのだろう。

病巣部をほったらかしにしていた理由はもう一つ。四十代以降、お年頃の不調を改善するのに、私は以前にもまして体を動かしていたので、今回の激痛が起こるまで、いやさ生理のとき以外は、健康状態が非常に良かったからである。

お年頃にありがちな女性特有疾患など、

「関係ない、関係ない、運動してりゃ、平気でしょ?」

とばかりに笑い飛ばしていた。保険のCMに出て来る、ブラックスワンの心境だ。

「なんて言ってた俺が……入院?」

一週間で入院費が十万円近くかかると、ふだんはめんどくさいなぁと思っているが、保険屋のおばさんに電話する気にもなった。生命保険についてる入院保障を請求するのに、入院費の領収書だけでなく、入院期間日付付きの請求書が必要なことも知らないから、捨てちゃってた。捨てちゃうと、主治医の診断書が別途必要になり、これは文書代七千円もかかる。

健康が不安になるお年頃は、保険だってちゃんとかけておかなきゃいけないし、常識も身につけないと損をする。もう若くないのだ。守りの態勢に入るのも必然で、めんどくさいこともやらなきゃならない。


さて、前置きが長くなったが、生理七日目の昼、私は「菊地屋」に赴いた。ここパーフェクトルームに来るのも、実に二十年ぶりだ。もともと古いマンションだから、まだここにある、というのが驚きだった。

先生は色白の女性的な男性で、結婚しているというのがにわかに信じられないほど若かった。それでも、吉祥寺《きちじょうじ》の婦人科系を得意とする整体院で十年のキャリアを持ち、腕のほどは確かなようだった。

「手当て気功」と、体のゆがみをそっと取るソフト整体。そして、「冷えとり」セルフケア指導をしてくれる。先生ご愛用、シルクの五本指ソックスも売られている。私はその薄暗いパーフェクトルームの一室で、出会ったばかりの菊地先生が将来、竹でできた素敵な治療院で、お弟子さん何人かを従えて治療している様子を、なぜか思い浮かべながら、施術を受けた。

そういえばこのビルは、佐藤悦子さんも気の流れが大変よく、チャネルしやすいと褒《ほ》めていたそうなのだ。どこからか何か降りてくる人には、パワースポットなのかもしれない。そうじゃなきゃ、こんなボロいマンションに治療院構えようなんて思わないだろうし。まぁ、代官山駅至近で、家賃も安いのかもしれないけどさ。

私はシルクの五本指ソックス、騙されたと思って重ね履きしようと、三足購入して帰った。一枚目は白がお約束だとか。二枚目からは何色を履いてもいいんだけど、先生なんか一時期八枚履いていたという。

「履き慣れると履けるものですよ。二枚目からは毎日洗濯しなくてもいいし、この靴下は通気性がいいから臭くもならないんです」

「ひえ〜」

私はそこまではとてもできないから、せめて二枚履きまでトライしてみようと思った。寒い時期だし、二枚ぐらい靴下重ね履きするのは自然だろう。

「冷えとり」にはシルクの五本指ソックス重ね履きだけでなく、毎日腰湯三十分と、湯たんぽをおなかに当てて寝ることを勧められた。

「ホームページにお勧めの湯たんぽ、紹介していますから」

愛想のない、味もそっけもない先生である。

私は帰宅後すぐに、先生お勧めの湯たんぽ、ドイツ・ファシー社の可愛いやつをネットで購入し、当て始めた。「冷えとり」には、「ホッカイロ」でも、レンジでチンの「ホッとパッド」でもなく、湯たんぽが一番だというのである。

「お湯で温める治療効果は、他の比じゃないんです」

ホッカイロなど気休めとすら、菊地先生は言う。

確かに、この日は整体と気功で痛みも取れ、体調も整った。しかしその後、まただらだらと痛みも出血も続き、十二日後にやっと生理は終わった。

とりあえず「菊地屋」には毎週通うことにしたが、不安だった私は、三ヵ月後に予定されていた婦人科検診を早めてもらうことにした。このままにしておくと、また次の生理が不安だし、もう自然療法だけではどうにもならないような気もしてきた。生理痛がこんなにひどいのも初めてだし、痛みが続くのもおかしかった。

卵巣嚢腫に子宮内膜症も!?

生理が終わって五日目、チャラ男先生の診察に行った。予約をしていた時刻から一時間が経過し、やっと私の名前が呼ばれた。

外来の電光掲示板には各担当医の名前と、その下に患者の受付番号が表示されているのだが、チャラ男先生のところには、私の番号しかない。で、一時間待たされるってどーゆーこと? そして、ほかの先生のところにはギョーサン待ってるのに、私一人って……。

ちょっと不安になったが、診察室に入ってみると、相変わらずの調子で、

「ういっす」

と言われるので、久しぶりの友達に会った気がした。

「ちーっす」

とは患者の立場でさすがに言えなかったが。

今日は髪の毛をジェルで固めていなく、ぼわっとただ膨らんでいた。ぼーっとして、なんか寝起きみたいな感じだ。もしかして、一時間の遅れは……どっかで寝てた？

「今回、生理痛がひどくて、十二日目まで出血と子宮筋腫の腫れと、痛みが続いたんです。最初は吐き気もして寝込んだぐらいなんですよ。整体に行ったらちょっと良くなったけど、その後また具合悪くなってきて」

症状をお話しすると、

「じゃ、内診します。一度出て、内診室に入ってください」

と言う。私は言われた通りにした。最早内診も慣れたものだ。

内診はサクッと終わり、また診察室に入る。チャラ男先生は紙に子宮筋腫と卵巣の絵を描いて、説明し始めた。

「普通子宮っていうのは、柔らかくて動くものなんですね。それが、大きい筋腫のため動きが悪く、硬くなってる。卵巣嚢腫は五センチぐらいなんだけど、子宮内膜が七センチと厚くなってる。生理痛は内膜症によるものだと思います」

内膜症⁉　子宮筋腫のみならず、閉経を前にして卵巣嚢腫と、内膜症まで？　まさに大団円、オンパレードやないけ！

「生理を止める注射をすれば、楽になります」

女性ホルモン↓内膜症・筋腫

生理止める↓筋腫サイズ(小)　内膜症状(改善)

チャラ男先生は紙に書き込み、紙を裏返して、

ＧｕＲＨａ　注射　４ｗ持続／点鼻《てんび》　毎日

と書いた。

「注射だと一ヵ月に一度でいいけど、点鼻だと毎日決まった時間にしなきゃならないから、俺なんか絶対無理なんだけど」

いや、先生にしろと言ってないし……。

「この薬は肝臓で代謝されて、脳から女性ホルモンを出しなさいっていう指令を止めるんです。六回まで打てるので、そのまま閉経逃げ込みできれば、手術しないで済むし」

紙に視床下部↓下垂体↓卵巣、と書き込みながら、チャラ男先生が説明する。

「副作用とかひどいんでしょうね」

私は聞いた。化学薬品は副作用が嫌いで、ふだんはほとんど使っていない。

「更年期症状だけです」

「更年期症状なんかもう出てるよー。これがもっとひどくなるなんて耐えきれない！」

「でも対症療法がいくらでもあるし」

「肝臓にも負担、かかりますよね。お酒とかも飲まないほうが……」

「いやぁ、それほどでも」

それほどでもって、酒は飲んでいいっちゅーことか。不安や早朝覚醒、イライラの更年期症状が激化する中、晩酌ができないとなると、精神的にまいっちゃいそうだ。

私の脳裏に、「ホルモンだけはいじんないほうがいい、癌になるから」という、十数年前漢方医から聞いた言葉がよぎった。それに、生理は一ヵ月に一度の大切なデトックス。女性ホルモンは女性の健康を司《つかさど》る宝物ともいわれる。私は言った。

「先生、私、生理中はともかく、ふだんの健康状態が物凄くいいんですね。だから、薬で具合悪くなるのが嫌なんです」

治療拒否、である。だいたい今日は、いつもの自分を見て欲しくて、ちゃんとメイクをして可愛いワンピースを着ている。入院中のボロボロのところしか見せてないから、チャラ男相手にも女としての意地があった。ただでさえ激減している女性ホルモンを注射で止めたら、健康状態だけじゃなく美容状態も心配だ。

「そうですか……じゃ、四月の予約はそのままにしておくけど、もし痛いとかなんかあったら、いつでも来てください。俺ほとんど病院にいるし」

ぼさーっとした様子を見ると、ホントに病院に住んでいるようだった。キャラメガネの中の目は腫《は》れぼったく、眠そう。マスクはしてなかったが、こっちがマスクを外さないから、口臭も気にならなかった。

診察に行くだけでも、院内感染防止のため、病院内はマスクを外さないことにしているのだ。前回の入院で抗生物質の点滴をしたから、三ヵ月は善玉菌が完全復活しない。免疫力が低下しているはずだから、予防には気を付けていた。

家に帰ってから、丁寧なうがいと手洗いを済ませ、パソコンを開いた。「手当て整体」なんて生易しいものじゃ、もはやダメな気がしてきた。私は「子宮筋腫、内膜症、卵巣嚢腫治療」で検索して、もっと効果的な自然療法はないか調べた。

そこで出て来たのは、銀座にある「中国鍼《ばり》」だった。「手術しないで子宮筋腫、卵巣囊腫、内膜症を治します」と書いてあり、実際に治ったという美人さんが顔写真入りで登場している。

　先生は本場中国で鍼灸医の家系に生まれ、医大を卒業後来日、銀座で二十年も開業している。テレビや雑誌にも取り上げられ、ハゲや肥満から難病まで治すという。私は早速電話をして、二日後の予約を取った。

中国鍼初体験

銀座の中国鍼が入る雑居ビルは、一階に老舗《しにせ》の画材屋があり、その上に同じ経営の老舗画廊もある。小さい頃、父が画家だったことから、連れられて来たことのある懐かしい場所だった。

亡き父が私を守ろうとして、ここに再び呼んでくれたのかもしれない——。

そんなことを思いながら、エレベーターに乗った。

降りるとすぐ待合室があり、四、五人の患者さんたちが待っていた。受付を済ませてベンチチェアに座ると、馴染《なじ》み客らしいおばあちゃんが、隣に座る若い女性と、付き添いのお母さんに喋っていた。

「ここの先生はうまいから、怪我でも病気でもホントに良くなるんだけど、お札に羽が生えちゃうよ～。私なんかここにもう十何年通ってるからね。ひと財産ここにつぎこんじゃったよ」

おばあさんの自慢（？）話をニコニコ聞いている若いお嬢さんは、交通事故の後遺症を治すため、お母さんと北海道から来ているという。治って早くハイヒールが履けるようになりたいと、足首の傷口をおばあちゃんに見せている。

「私たちもここに通うためにホテルに泊まってるから、とんだ散財ですよ」

と母が言えば、

「えー、ママが銀座でお買い物するほうがお金かかってるよ」

と娘。

「だって楽しみもなきゃやってらんないじゃない。銀座の食べ歩きが楽しみでね。午前中に治療してもらって、ランチをして銀ブラして、夕方もう一回やってもらうんです」

ここの治療費は一回六千円。表（仰向け）と裏（うつ伏せ）の両方をするとなると四十分ずつ各六千円かかるから、一万二千円。通うとなるとそれなりにお金が必要だ。十一回の回数券は六万円だから、一回はサービスということらしい。

それでも、ホルモン療法や手術をすることになるよりはマシだと思えた。私はこの期に及んで、まだ自然療法を取ろうとしていた。この期に及んでというより、過去二十年近く頑張って来たからこそ、そうやすやすと西洋医学に身を委ねたくなかったのだ。

「横森さん」

三十分ぐらい待つと、私の名前が呼ばれた。中に入ると、待合室で待つよりずっと多くの人が、座位での鍼灸治療を受けていた。アシスタントの女性や男性が何人もいて、たくさんの患者さんをまわしているようだった。

「奥の院長室にどうぞ」

受付にいた女性（この人も白衣を着ているから鍼灸師のようだった）に言われてパーテーションの向こうに入ると、立派なデスクがあり、そこに院長先生が座っていた。優しく誠実そうなおじさんだ。

「子宮筋腫が大小合計で二・三センチもあるんですが、これはもう二十年近く温存しているんですね。でも一月の生理で腸閉塞になって入院して、検査で卵巣嚢腫があることが分かったんです。二月の生理も生理痛がひどかったから、同じ病院の婦人科を受診したんです。そしたら今度は内膜症だって……」

私は一通り説明し、ホルモン療法も手術もしたくない、なんとかならないでしょうか？　子供もまだ小さいし、できたら手術もしたくないし、入院なんかしたくないんです、と泣きついた。すると先生は、ニッコリと微笑《ほほえ》み、言った。

「大丈夫です。鍼で治せますよ。ホルモン使うと乳癌になるし、手術も必要ない」

あるべき臓器はできるだけ切らないでいたほうが、あとあと全身的な健康を考えるといいのだということは、漢方医や自然療法家はほぼ全員言うから、私には分かっていた。が、この先生は言わなかった。鍼で治せる、という自信だけはあるようだ。

「お子さん何歳ですか？」

「十一歳なんですけど、まだまだ甘えてて、私がいないとダメなんです」

「女の子？」

「はい」

「うちも十七歳の女の子がいます。同じですよ、何歳になっても」

喋り方も温かく、この先生なら信用できる気がした。

「じゃ、治療室に入ってください」

私は院長室を出て、パーテーションで仕切られた治療室に、カーテンをくぐって入った。手前も座位の治療室だが、ベッドがあるのは奥だった。個室がいくつかあり、何人か入っているようだった。

「こちらにどうぞ」

女性スタッフに言われ、ベッドのある手狭な小部屋に入る。奥に電気を流すであろう機械があり、細いコードが何本も繋がれていた。

「洋服は脱ぐんですか?」

と聞くと、

「足とおなかだけ出せればいいですよ。脱いだら、タオルをかけてお待ちください」

と言うので、スパッツだけ脱ぎ、ワンピースはめくれるようにした。暖房はかなり効いていたが、ここで風邪を引いてしまっては目も当てられない。私は治療院の中でもマスクをはずさなかった。

スパッツを脱いだ足にバスタオルをかけて待つと、すぐ先生が来た。私のおなかを触ると、

「もっと大きいね。一五センチはある。これはすぐには小さくならないけど、しばらく通ってもらえれば、生理痛はなくなります。最初は毎日来たほうが効果出るから」

と言う。二月のひどい生理痛を思って、あれがなくなるならしばらく毎日通うか、

と腹を括った。

銀座までは一時間ぐらいかかるし、初診は午前中しか診ないと言われて、今日も通勤ラッシュをギリ避けて来た。本当は八時半ぐらいに来たほうがすぐ診てあげられるしゅっくり診られると言われたが、通勤ラッシュの電車で具合悪くなってしまっては元も子もないから、予約の取れる二日後の十時にしたのだ。

先生は足のツボとおなかのツボ、そして脳天に鍼を刺し、去った。ところによってはチクっとしたが、ほぼ痛くなかった。先生の鍼はうまい、というのは本当のようだ。そのあとアシスタントの男性が来て、鍼に電極をセットし、

「電気流していきますね〜。痛かったら言ってください」

と言って電気を流していく。最初はビリッと来てかなりびっくりしたが、痛いほどではなかった。でも、びっくりしたときに、

「痛っ」

と叫んでしまったから、弱くしてくれた。私には、弱いぐらいでちょうどいいと思えた。

驚いたのは、刺した鍼の上に分厚い毛布をかけたことだった。鍼、大丈夫なのだろ

うか。毛布に押されて痛くなったり、抜けたり、ヤバイことになったりしないのかな……。

「また痛くなったりしたら呼んでください」

と言ってその人も去った。しばらくすると、

「お灸しますね～」

と言って白衣の、今度はえらくきれいな若い女性が来た。おなかにポンポンとお灸をのせ、火を付けると去った。しばらくして、すげー熱くなってきたので、

「すみません熱いでーす！」

と叫ぶと、女性が来て、お灸を取ってくれた。

四十分、このままほったらかしだ。硬いベッドの上に寝ているから、たまには体勢を変えたいが、なにせ体のいたるところ、そして脳天にぶっとい鍼が刺さっていて、そこに電気が流れているわけで、微動だにできない。

特におなかは、結構奥まで刺してあるようで、咳《せき》込んだだけでも響く。子宮の上から刺してあるようだった。かつて子宮筋腫治療で鍼灸院に通ってたときも、子宮に届かせるまで鍼を刺されたことがあるが、その先生は無痛鍼ができる先生だったから、

痛くはなかった。この先生の鍼も痛くはないが、電気が流れているので響いた。

四十分、じっと我慢の子で耐え、終わると、今度は背面。ひっくり返って待つと、また院長先生が来て鍼を刺した。脳天は、刺しっぱなしだ。ひっくり返るときに、まさか刺さってるとは思わず、髪をかき分けたら太くて長い針が刺さってて驚いた。

「タ、タケコプターかよ⁉」

思わず独りごちた。

先生が去ると、アシスタントの男性が入って来て、電極をつけた。この流れ作業で何人もの患者さんを治療しているらしいが、ついてなくていいのだろうかと思った。まぁ電気流しっぱなしなわけだから、ついててもしょうがないのか。

なんか雑～な感じはしたが、とりあえずしばらくは通ってみないと結果は出ないだろう。私は回数券を買った。両面すると一回で二枚必要だ。一回タダになるだけでもありがたいではないか。

銀座へお勤め

銀座の一等地に治療院を構え、従業員もたくさん雇っていることから、回転を良くしないと採算が合わないのか、それとも患者さんが押し寄せるからそうせざるを得ないのか、来始めたばかりの患者さんは空いている時間帯、つまり朝方に来るよう言われた。

私は早寝早起きだからもちろん起きてはいるが、都心へ向かう電車の通勤ラッシュは八時台がピーク。娘が江戸川区の学校に通い始めた頃、付き合って体験したことがある。先生の言う朝八時半とか九時はさすがに無理なので、せめて九時半にしていただけると助かりますとお願いした。九時半でも、

「少しお待ちいただくかもしれません」

なのだ。予約が取れたのは初回から四日後だった。次の生理日まで続けて行けば、あのひどい生理痛が和らぐかもしれないと、四日後から三日続けて予約を取った。

初回の中国鍼のあと、生理前の早朝覚醒が始まり、私には珍しく体が浮腫んで、そのうえ舌を噛んでそこが口内炎になった。口内炎になるのも珍しいことだが、ぜんぜん治らないので口内炎治療薬を買ってつけた。

四日後から銀座へのお勤めが始まった。九時半に銀座だと、電車はめちゃくちゃ混んではいないが、座れるほどではない、という感じ。通勤気分は味わえたが、帰ったあとむちゃくちゃだるくなり、二時間も昼寝してしまった。夜中、右側に強い片頭痛も起こった。

三回目は十時半にしてもらったので電車も座れたが、既に待合室には大勢の患者さんが待っていた。予約しても、三十分から一時間待ちだ。この待ち時間も、筒抜けの治療室から、なんの病気か知らないが、「痛い、痛い、先生なんとかしてください」と懇願するおばあさんの声が聞こえたり、クレームの電話がかかってきたりして、穏やかではいられなかった。

クレームの電話は、ここで治療を受けた患者さんからのものだろう。先生が、

「私はもうここで二十年治療しています。それも隠れてやっているわけじゃない、銀座の表通りでやってるんです。治療受けたくなかったら来なければいいだけの話です

から」

と迷惑そうに対応していた。

具合が悪い人、病院で治らない病や不具合がある人は、藁《わら》にもすがる思いで来るわけだが、効果が出る人も効果が出ない人もいるのだろう。頭に刺した太い鍼を抜いたあとには、血が出ることもある。治療後、耳の後ろから血を流した紳士に驚き、

「あの、血が出ています」

と言ってさしあげたこともあった。紳士はハンケチを取り出し、

「おお、結構出てるな」

と拭き取った血を見ていた。

鍼灸治療はわざと汚血を出すこともあるから、私は驚かない。が、中国鍼は日本の鍼灸と違ってかなり荒療治だから、好転反応に驚く人や、逆に具合が悪くなる人もいるかもしれない。それでも、目に見えて効果があった人は、地方からたびたび上京して治療を受け、先生と記念写真を撮ったりしているのだ。

とりあえず回数券を消化するまでは続けないと、効果があるかないかも分からない。私は銀座に通った。ただ行くだけだとつまらないので、帰りはデパ地下でお買い

物をしたり、ランチをして帰った。銀座もしばらく行ってないうちに、ホテル西洋銀座はつぶれてるし、新しいシャレオツなカフェもできていて、おのぼりさん気分は満喫できた。

四回目は大雨だった。さすがに電車通勤は厳しいものがあるし、ちょうど娘も春休みでカメラマンの夫も撮影がなかったから、車を使わせてもらった。夫が事務所で仕事があるというので、渋谷まで娘と夫を送っていき、銀座に赴いた。西銀座駐車場至近なので、車で行くには便利な場所だった。

治療を終えると、次回の予約を聞かれた。翌日の金曜が春分の日、土、日と院長先生の休みが続き、月曜は生理予定日だったので、次回の生理の様子を見てからまた予約しますと伝えた。すると院長先生、

「続けて来たほうがいい。誰がやっても、治療同じだから」

と言う。え？　誰がやっても治療同じって、そんなー？

鍼灸は一生かかっても終わりがないぐらい修業と研究の道だと思っていたが、ここにいる若いアシスタントの人たちでも同じ治療ができるぐらい、大雑把《おおざっぱ》なものなのか？　私が通った四日の間にも、新しいスタッフが面接に来ていて、次の日に白衣を

着て作業していた。そういう人にブシバシ鍼刺されたくない。

「えっと、やっぱり院長先生にしていただきたいので、また電話で予約します」

「午後のほうが良かったら午後でもいいよ。みんな午後に来たがるから混むけどね」

先生は、どうしても続けて来て欲しいようだった。

「はい、電話します」

と言って、私は治療院を後にした。

渋谷に戻って、夫と娘とランチをした。恵比寿にある夫の好きな中華料理店でしこたま食べて、家に帰るとムチャクチャだるくてまた三時間も昼寝してしまった。娘はTSUTAYAでDVDを借りて来て、一人で何本も見ていた。

春分の日には、ロータスで「エンディングノート講座」があった。オシャレな遺言ノートに、みんなで楽しく家族の思い出写真なんかをコラージュして、一緒に書き込みましょうというワークショップだ。アーティストのカイフチエリさんも講師として指導に来てくれた。

このノートを作った編集者は長年の友人で、五十の冬、ひどい頭痛に見舞われ、脳梗塞一歩手前の体験をした。本当にこの年になると、シャレじゃなく遺言状の一つも記しておかないとまずいよねと、この講座を半期に一度開催することにしたのだ。秋分と春分に。少しずつみんなで作業すれば、寂しい気持ちになることもなく、書き込めるのではと。

彼女の娘はもう社会人だが、私は子供が小さいので、まだ当分は元気で生きていかねばならない。しかしそう思っていても、不慮の事故や病気でやむなくこの世を去ることだってあるのだ。だからこそ誰でも、今日を最後の日と思って生きねばならないし、一期一会と思って、人との付き合いも大切にしたい。

激痛で救急搬送

月曜は予定通り二十九日目で生理が来た。弱い生理痛があったので、念のため鎮痛薬を買って備えた。その晩は何事もなく過ごし、鎮痛薬を飲んで寝た。

翌朝、塾の春期講習に行く娘と夫を送り出したあと、あまりのだるさに一度寝た。

娘が出かけるとき、

「寝るんだったらここに携帯置いとくね」

と、ベッドサイドのテーブルに携帯電話を置いていった。

「あとでメールすんね。行ってきまーす」

娘がバタバタと出かけた後、眠りについた。

一時間ほどたった頃だろうか。一月よりずっと激しい痛みが私を襲った。一月の痛みを十とすると、もう観測計が振り切れるほどの痛みだ。陣痛と同じように波があるかと思ってしばらく待ったが、痛みは治まるどころかますます勢いを増す。

このままでは、まずい気がした。私は枕元の携帯を手に取り、１１９を押した。生まれて初めてのことである。この事態を予感していたのか、テレビの救急救命士特集が気になり、見たばかりだった。まず１１９を押す、というところからさだかでなく、

「救急車呼ぶのって、１１０番じゃなくて１１９だよね？」

と、夫に前日確認していた。まさかこんなことがあるとは思っていないが、人間意識下で予知能力を発揮しているものだ。娘が枕元に携帯電話を置いていったのも、虫の知らせだったかもしれない。すぐ手の届くところに置いてなければ、救急車も呼べなかったのだから。

私の体は、痛みに硬直していた。ほんの数歩のところに電話はあるが、そこまでも、歩いていけなかった。

「どうされましたか？」

「急におなかが痛くなって、動けません。救急車、お願いします」

声をしぼり出して、言った。

救急車は消防局なので、消防車を所望なのか、救急車を所望なのか言わなかった

り、言えなかったりすると、両方来ちゃうという話も、前回の入院以降、どこかで小耳にはさんでいた。

住所、氏名を聞かれ、答える。

「玄関が開いてるから、三階まで来てください」

夫は出かけるとき、鍵をかけたり、かけなかったりするが、この日はかけていなかった。それも虫の知らせだったのか。もしかけてあったら、鍵を開けに一階まで自力で下りねばならなかっただろう。

「十分ほどで急行します」

十分……このまま運ばれるなら、せめて靴下を履かないと、冷えてしまう。私は思った。冷えたら生理痛がもっとひどくなってしまうと。転がるようにしてベッドを下り、床に転がっていた靴下を拾って履いた。そのまま、床に倒れ込んだ。

全身、冷や汗でぐっしょりだった。着替えたいけど、着替えることもできない。そのまま何もできず、痛みに耐えながら待った。しばらくすると、救急車のサイレンが聞こえ、家の前に止まった。玄関が開き、救急隊員が駆け上がってくる音が聞こえた。

救急隊員は三人だった。一人はベテランっぽいおじさんで、あとの二人はもうちょっと若い。三人が手分けして作業に当たった。丈夫そうな紐《ひも》のついた体温計で体温を測ったり、血圧を測ったり、身の回りのものを尋ねながらまとめたり。おじさんは、倒れてる私に話しかけながら仕切っていた。

「保険証と診察券はありますか？」

「その、引き出しの二段目に……」

「家の鍵と、お財布は？」

「バ、バッグの中に入ってます」

「じゃこれをそのまま持ってきますね」

階段は狭く、担架を持ってこられなかったようで、おじさんが、

「じゃ、私の背中にドンと乗っちゃってください」

と言う。おんぶで搬出だ。動けるかどうかが疑問だったが、二人の救急隊員に手伝ってもらい、おじさんにおんぶされた。痛いおなかが圧迫され、私は叫んだ。

「おなか痛ーい！」

もう大泣きである。

「戸締りと、火の元確認して」

おじさんの、おばさんのように落ち着いた指示で、二人の救急隊員が、二階の窓と火の元をチェックした。後のことを考えてここまでやってくれるのかと、私は痛みに苦しみながらも、感心した。

一階に到着し、玄関を出ると、私は、そこに用意されていた担架に乗せられた。

「玄関、鍵閉めますねー。確認してくださーい」

と隊員の一人が言い、担架を回され、確認させられた。そのあと鍵をバッグに入れるところも見せられ、おじさん隊員が、

「これは大切なものだから、ここに置いときますね」

と、横になってうずくまる私のおなかに抱えさせた。

ガクン、とちょっとした衝撃があり、私の担架は救急車に乗せられた。衝撃があるたびイチイチ痛い。横になったまま動けないから、救急車初体験だというのに、幅十センチぐらいの一ヵ所しか観察できないのが悔しかった。その「部分」からは、全く全体が想像できない。

「五十代女性、腹部激痛、生理の二日目だそうです。一月に腸閉塞で入院していま

す」

無線でどこかに連絡している。

「意識ははっきりしています」

救急車というのは、搬入したらすぐ出発するものと思っていたが、乗ってから時間がかかった。初めて知ったが、受け入れ先が決まってからでないと、出かけられないのだ。

「T病院お願いします。一月もそこに入院したので、データが残ってますから」

全然知らない病院に運ばれるのも怖かったし、入ったことのある病院なら安心だ。T病院がうちからは一番近く、大きく、キレイだった。

「婦人科のC先生が担当です」

救急隊員の携帯がT病院のチャラ男先生に繋がれ、私に渡された。

「せ、先生、もうダメです」

私は息もたえだえに、言った。チャラ男先生はいつもの調子で、

「ぜんぜん来てもらっちゃって大丈夫ですから！」

と言った。救急車はT病院に向かった。

おいてけぼり

私を乗せた担架は救急入口ではなく、正面玄関から入った。救急外来に運ばれると思いきや、エレベーターに乗って婦人科の外来に進み、チャラ男先生の診察室でベッドに移された。最後まで熟練のおじさん救急隊員が、心配そうに私を見届けていた。

チャラ男先生は一通りの診察をしてから、

「もう大丈夫ですよ。座薬入れちゃいましょう」

と言った。

「ボルタレン座薬入れて」

チャラ男先生の指示で、看護師さんに座薬を入れられる。

「鎮痛剤効いてくるまで、しばらく様子を見ましょう」

チャラ男先生はデスクに座っているようだ。しばらくして、

「起きられそう?」

と聞く。私は看護師さんに手伝ってもらって起きた。先生の前の椅子に座ると、

「仕事してたの？」

と聞く。

「家で寝てました」

まあ、こんな部屋着のままで仕事するわけだが、この人は私が居職の物書きだと知ってるのだろうか。つーか、フツーに仕事してて、いきなりこんな状態になるわけないじゃん。

「うん、だいぶ落ち着いてきたね」

とチャラ男が言うと同時におなかがぐわーっと張ってきた。

「あー、痛い！　い、息ができない！」

胸のほうまでおなかが張っている感覚で、息が入らないのだ。これを、パニックによるものと思い、チャラ男先生は、

「吐く息ゆっくりして～、すー、は～～～」

と、呼吸指導をした。

「ここは病院だから大丈夫！」

「すー は～～って、無理無理、わー！」

おなかはどんどん張ってきた。

「おなかの収縮を抑える注射しますね」

また看護師さんに指示し、注射をされた。太った看護師が注射をした腕を力任せにモミモミする。チャラ男先生が私の様子を見かねたように、

「もう生理を止める注射しちゃうね」

と言い、反対側の腕に別の注射をする。私は再び、ベッドに寝かされた。チャラ男先生は再びデスクワークを始めた。

寝てしまったのか、しばらくして、気づいた。今度は異様に寒くなってきたのだ。震えだしてくるぐらいだった。

「せ、先生、さぶいっ」

も、もっと光を！と、死ぬ間際の人が何かを求めるように片手を上げる、というのを私は身をもって体験した。私は無意識のうちに片手を上げていた。チャラ男先生が立ち上がり、その手をハシッと取った。や、柔らかい……。意外と肉厚な、優しい手だった。そのとき、院内電話が鳴った。

「あ、呼ばれちゃった。俺、お産取ってくるわ」

と言い、チャラ男先生は去った。

すかさず太った看護師がやって来て、毛布を三枚もかけた。

「寒がってるから、毛布たくさん掛けといて」

と、チャラ男先生に指示されたのだろうか。お、重い……。私は眠りについた。

どのぐらい寝ていただろうか。看護師さんに起こされた。

「今日はもう帰っていいですからね。お薬出てます。院内処方ですから、会計済ませたら、その隣の薬局でもらってください」

あ、入院しなくていいんだ。と、私はほっとした。立ち上がり、とりあえずトイレに行ってナプキンを替えようとした。バッグの中を確認すると、普通の日用ナプキンが入っていた。何時間も替えてないから、もれているかもしれない。

壁伝いによろよろとトイレに進み確認すると、まさにギリだった。やっとの思いでナプキンを替えるも、出るやいなやトイレ近くのソファに倒れ込んだ。どう考えても、自分で会計を済ませて、薬をもらって帰るのは無理だった。

私は夫の携帯に電話をかけた。今日は事務所で仕事をしていて、娘の塾が終わったら一緒にランチをしているはずだ。娘の通う塾は、夫の事務所のすぐ近くだった。

「朝おなか痛くなっちゃって救急車呼んだのね。婦人科で診てもらって、今回は入院しなくていいみたいなんだけど、痛くて動けないから、迎えに来てくれる？」

「うん、今めし食ってるから、終わってからでいい？」

「うん、三階の婦人科外来の奥のソファで寝てるから」

携帯で時間を見ると、ちょうど一時半だった。私は眠りについた。

夫と娘が迎えに来るまで、四十分ほどが経過していただろうか。そこは病院内の死角。この間、「どうされました？」とか、声をかけてくる人は一人もいなかった。動けない私にとってはありがたかったが、死んでたらどうするというのだろうか。

「カーチャン」

娘の声が聞こえ、目が覚めた。

「動けないから、車椅子持ってきてくれる？　これ、お願い」

夫に会計表と処方箋を渡した。

「じゃ俺これ行ってくるから、ウリ、車椅子取ってきてカーチャン運んで」

夫と娘は会計と、入口の車椅子置き場に走った。

「いててて……」

ソファから車椅子に移るだけでも、おなかが痛かった。私は娘に車椅子で運ばれ、夫の車に乗って家に帰った。

たらいまわし

帰ったものの、動けず、寝たきり。寝返りを打つのも辛く、階段も四つん這いで上り、一段ずつ下りるような状態だった。おなかは張るし、こんな状態で静養しても、良くなるとは思えなかった。

処方された薬はボルタレン座薬と鎮痛薬のロキソニン、消化器系の薬のガスターだけだった。生理痛とは違って、継続的に痛いわけじゃなかったので、座薬は入れなかった。胃腸薬と鎮痛薬を飲んでいるから前日よりいいような気もするが、なにかほっといちゃいけない感じがした。おなかの張りも、いつもの生理のときとは違う感じだった。

読まねばならないゲラがあったので、一日ベッドでゲラを読んでいたが、寝返りを打つたんびに痛いので、チャラ男先生に電話をして、どうしても変だと訴えた。すると、

「声の感じ、昨日よりだいぶ落ち着いてるよ。このまんま様子見て」

と言う。

「でも先生、おなかが異様に張って、寝返り打つのも辛いんですけど」

と食い下がると、

「あー、それは婦人科ではどうにもなんないわ。内科の先生に診てもらって」

と言う。私は内科に電話を掛けなおした。

電話取次係の人は、

「前回入院の受診は終了していますから、F先生の外来は明日ですので、予約してお越しください」

と言う。私は予約し、翌日、総合内科の外来に赴いた。

「どうされました?」

おじさん先生がきょとんとしている。私は一連の状態を説明した。

「じゃ、診察台に寝てください」

おなかを押してみたり、聴診器を当ててみたりしたけど、別段変わった様子はなかったようだ。

「じゃこちらに座ってください」

椅子に座ると、顔を見て、下瞼《まぶた》をめくってチェックしたりして、

「大丈夫そうなので、様子見てください」

という。が、私はどうしても大丈夫じゃない感じがして、なおも食い下がった。

「でも先生、寝返り打つのも辛いんです。おなかが張って、靴下も履けないし、せめて血液検査だけでも……」

「そうですか。じゃ、血液検査と……前回CT撮ったので、あまり頻繁に被曝しないほうがいいので、今回は腹部エコーにしておきましょう」

採血と腹部エコーを撮りにいって、外来待合室で結果を待った。

二時間以上、待っただろうか。やっと呼ばれ、おじさん先生の診察室に入った。

「血液検査の結果、白血球が異常な数値にまで上がってますので、このまま入院していただきます。ただ今回は、婦人科との関連がありそうなので、婦人科に入院、ということで」

また腸閉塞と、今度は重度の腹膜炎という診断だった。

「一度帰されてしまったんですよね。婦人科ともよく話をしておきました」

チャラ男先生を叱《しか》っておいた、ということだろうか。とにかく私は、今度は婦人科に、またもや緊急入院することになったのである。

「病室の準備が整うまで、CTを撮りにいってください」

外来で早速点滴をされ、私は結局CTスキャンを撮りにいかされた。前回よりおなかはかなり痛いので、検査のため寝転んだり起き上がったりも痛く、検査技師さんたちに手伝ってもらうほどだった。

「また入院することになっちゃった。ウリをよろしく」

と夫にメールを打ち、

「また入院することになっちゃった。腸閉塞と腹膜炎だけど、今度は婦人科。後で必要なものダディと届けて」

と娘にメールを打った。自分で荷物を取りに行く元気も、今回はなかった。

二人部屋で私しかいないから、個室扱いだ。風光明媚な日当たりのいい部屋で、三月の終わり、桜がほころびかけていた。

「いやー、ごめんごめん！　俺、腸閉塞なんて思わないからさー！」

チャラ男先生がやって来た。なんか、もう、怒りも感じないというか、しょうがないのかなぁ、と思った。とにかく悪いのが分かって、処置をしてもらえればいいのだ。しかし、なんで分かってもらえなかったのか。具合悪いって言ってんのに……。

「血液検査の結果見て驚いたよ。普通なら歩いて来られる状態じゃないから」

呼吸も脈も血圧も安定していて、熱もなく、自分の足で歩ければ、検査もしてもらえないとなると、気丈なのも考え物だ。

「じゃ、おなか見せて」

チャラ男先生はサクッと触診して、忙しそうに去った。おなかはかなり張っていた。まるで妊娠中のようだ。

夕方、夫と娘が、私のメールした「必要なもの」を持って病院に来てくれた。二人ともむっとしている。大丈夫？　とか、大変だったね、とかはない。一刻も早く帰りたいようだったので、荷物だけ受け取り、帰ってもらった。おなかも空いているのだろう。

私のおなかは空かなかった。二日ほっとかれたぶん悪化して、前回より具合が悪かった。パジャマに着替えて横になると、いくらでも眠れる。ただ、パラマウントベッドがこんなに硬かったかと、寝返りを打つたび痛く感じるのだった。

Chapter3

〝婦人科卒業〟を勧められ……

血の塊がボコボコ出る

入院二日目。抗生物質の点滴が効いたか、おなかの張りはだいぶ落ち着いてきた。しかしまだ痛い。夜中が特に痛く、寝返りが厳しい。朝下痢をして、レバー状の血の塊が出る。その後立て続けに二回。トイレから帰る途中で出たりして往生する。

この塊がまぁ、誰かに見せたくなるぐらい立派なのだ。玉のようなオノコ出産、みたいな。生理五日目だから、普通なら出血量は少なくなり、レバーは出ないはずだが。

もしかして、生理前に続けて行った中国鍼がいけなかったのではないか……私は不安になった。

トイレからの帰り道に〝出産〟すると、パンツでは支えきれないほどの大きさなので、ガニ股で変な歩き方をして、こぼれないようにトイレに戻らねばならない。でもここは産婦人科。そんなことがあっても不思議はない科だから、一応安心はできた。

しかし本人は必死である。足元に落ちたら、恥ずかしい上に始末が大変だ。トイレに着くと、まずパンツを脱いで、そうっと血の塊をトイレに落とし、それからナプキン替えの作業に入らねばならない。血の塊は立体的でぷるぷるしていたから、パンツの縁からぷるんと落ちてくれた。

「すごい血の塊が三回出ました」

朝、検診に来た看護師さんに伝えると、

「先生に言っておきますね」

と言う。しばらくして戻ってきて、

「生理の残りの血だから気にしないで、だそうです」

と伝えられた。

しかしこれは、ちょっと違う感じがした。手当て整体の先生も、「冷えとりで体が変わってくると、子宮筋腫が下から出ることもある」と言っていたし、もしかしたら中国鍼で、子宮筋腫が出ているのかもしれない。

「うっす」

チャラ男先生の回診だ。

「おなか見せて」

ベッドに横になり、膨らんだ腹を見せる。

「妊娠五ヵ月ぐらいのおなかです」

私が言うと、

「七ヵ月ぐらいだね」

とニッコリ言われる。触診して、

「うん、でも、昨日よりだいぶ柔らかくなってる」

と言う。そうかもしれないが、前回の入院と違って、なかなか良くならなかった。

こじらせちゃった感アリだ。

普通なら、救急搬送されたのに家に帰したこの若きドクターを恨んで文句をタレるだろうが、そんな気力もなかった。

「もしかしたら手術しなきゃなんないかもしんない……」

チャラ男先生がぼそっと言った。

「CTの結果見たら、腸の外側に出血してるから、もし手術する場合には腸をきれいに洗って、ということになるんだけど……癒着がひどいから場合によっては全摘、腸の中にも出血してたら、もしかしたら腸まで切らなきゃならなくなるかもしんない」

「は〜」

とうとう、愛しの筋腫ちゃんともお別れかぁ。そう思って黄昏《たそが》れていると、チャラ男先生がさわやかに言った。

「でもさ、いらない臓器なら取っちゃったほうが、楽になるよ。これで婦人科卒業できんじゃん」

確かに、何歳になっても子宮と卵巣がある限り、婦人科のお世話にならなきゃなんない。生理もいつまであるか分かんないし、この先何年も、毎月大変な思いをするよりは、さっくり取っちゃったほうが楽だ。

「明日病状説明するけど、ご家族は来られますか?」

と聞かれたが、

「夫は病院嫌いなので来ないと思います。私が聞いてちゃんと伝えます」

と即答した。前回の病状説明のときも、夫は煩《わずら》わしそうにしていたので、今回もきっと興味もないだろう。

その夜、必要なものを持ってきて、洗い物を持っていってくれる際、夫に伝えた。

「もしかしたら手術になるかもって」

するとと夫は、

「うん、もう取っちゃったほうがいいよ」

と言う。ったく他人ごとだと思って、と、普段なら頭にも来るが、正直怒る気力もなかった。

「そうだよね、私ももういいと思うんだ。こんな痛い思い、毎回やってらんないし」

すると夫、

「でもそれ、腹腔鏡で取れないの？　O花さんがいい先生紹介するって言ってたよ。腹腔鏡の名手がいるって。そっちの病院に転院してもいいんじゃない？」

と言う。O花さんは夫と仲の良いファッションエディターで、婦人科系の手術を二回している。

「……」

なんだかメンドクサイなと思った。どうせ取っちゃうなら、手術なんか誰がやったって同じじゃないか。転院するのも面倒だし、家から近い、そして慣れてるこの病院が一番だ。

「まぁ本人次第だけど、一応、聞いとくね」

夫と娘が、苦虫を嚙み潰したような顔をして去った。

異所性内膜症だと？

翌日の土曜日、腸の中に出血がないかどうか、検便をさせられた。驚いたことに朝、検診に来た看護師さんがポータブルトイレをベッド脇に置こうとするので、

「あの、自分でトイレ行けますけど」

と訴えた。

「あ、じゃあ、検査用のトイレでしてもらっていいですか？　トイレにそのまま残して、ナースコール押していただければ、こちらで採便しますので」

え～、ウンコ残して、人様に処理してもらうんだぁ……。なんか情けないような、申し訳ないような気持ちでいっぱいだった。

しかし、普通のトイレの横に、大きい「検査用」のトイレがあり、「使用中」の札が時々かかっているので興味はあった。入ってみると、いわゆるハンディキャップ用のトイレと同じだが、違うのは、流れない便器が置いてあるところだった。そこにい

たして、看護師さんが採便するのだ。

可哀想に。いくら仕事とはいえ……。自分のウンコだって臭いから、出たらすぐさま流すようにしてるのに。いくらマスクしてるといっても。く〜。

「横森、排便終わりました」

排便後、すぐナースコールをして、病室に逃げ帰った。


昼ぐらいに、チャラ男先生の病状説明を受ける。いい天気だった。桜が三分咲きで、もしシャバにいたら、昼からビール飲んでお花見でもしたいような陽気だ。

この先生も、若いのに病院に缶詰で気の毒に……と思った。白衣の下は洗いざらしのTシャツにチノパン、素足にクロックス、足首にはミサンガまで巻いている。ドクターでなかったら、近くの公園でスケートボードでもしているだろう。

カンファレンスルームに入るとき、先生の白衣に鮮血がついているのを発見した。

「先生、血が」

「あっ……。ちょっと着替えてきます」

チャラ男先生は一瞬去り、ダサい白衣に着替えて戻ってきた。ナース情報だが、ここの病院は、白衣のデザインを自由に選べるので、みんなカッコイイ白衣を着ているのだ。病院からは一応、ダサいペラペラの白衣が支給されるが、それを着る人はあまりいなく、みんな予備のためロッカーにとっておくという。

「着替えてきちゃいました」

チャラ男先生がペラペラの白衣を着て戻ってきた。

「今回、色々調べて、勉強させてもらったんですが……」

居住まいを正して、CTの映像を見せながら、説明し始めた。

「異所性内膜症という、学会に発表してもいいぐらい、珍しい病気だったんです」

「へ？」

異所性内膜症は、子宮の内側を覆《おお》っている内膜の細胞が、子宮以外で増え続ける病気らしい。

「子宮内膜が腸にできていて、月経時、腸の外壁から出血してるんです。それが血糊《ちのり》のように子宮、卵巣、腸をくっつけてしまっているから、腸閉塞を引き起こす。幸い、腸の中には出血してないようなので、腸は切り取る必要ないんですが」

検便の結果、便に血は混ざってなかったようだ。

「今手術をするとしたら開腹手術しかないけど、大変だし危険なんです。癒着がひどく出血量もハンパないだろうし」

だから今手術するより、リュープリンで子宮筋腫も卵巣嚢腫も小さくしてから、腹腔鏡で手術したほうがいいというのだ。

「うちの夫が、腹腔鏡の名手を紹介してもらったから、そっちに転院しろとか言ってるんですけど」

私は言った。チャラ男先生はひるむことなく言う。

「腹腔鏡の名手はこの病院にもH先生という方がいて、H先生にも相談してみたんですが、何度かリュープリン打って、夏ぐらいに手術したほうが簡単に取れる。卵巣は中に古い血液が溜まって膨らんだチョコレート嚢腫になっていっていて、二万分の一の確率で癌になるから、取っちゃったほうがいいんです」

異所性内膜症……チョコレート嚢腫……癌化……。閉経を前にして、オールスターキャスト、まさに大団円ではないか。

「内膜症の治療にはジェノゲストという黄体ホルモンを使うんですが、これが子宮筋腫を大きくしちゃうんで、内膜症の治療は子宮筋腫を取ってからでないとできない」

「ホルモン治療、ですか」

「うん、でも、ジェノゲストは夢の治療薬と言われてて、副作用がほとんどないんです」

にわかに信じられなかった。

「手術はH先生にやってもらえるんですか?」

とは聞けなかった。なんか可哀想で。腹腔鏡手術の名手H先生というのはたぶんメガネをかけた中年の先生だ。その先生の外来にはたくさんの人が待ってるから、みんなどの先生がいいかを知っていて、受診をするのだろう。

院内電話が鳴った。

「うん、いいよ、ランチ行こ。今? ムンテラ」

友達か同僚か知らないが、ランチの約束をしている。デートかもしれない。ところでムンテラって何? 医療用語が分かるぐらいだから、同僚か。あ、同僚で彼女=女医さんかもしれない。産婦人科にもきれいな女医さんいるしなー。

説明を受けながらも、気が散った。自分のことながら、真剣になれなかった。その気力が出ないし、考えても埒《らち》があかないことのような気がして、考えたくもなかったのだ。

「なんだか、珍しいもの持ってきちゃって、すみませんねぇ」

カンファレンスルームを出るとき、私はチャラ男先生に言った。

「いやいや、全然！」

チャラ男先生は爽《さわ》やかに笑った。

編集部注：ムンテラは医療業界で使われる言葉で、医師が患者に症状を説明し、治療方法を理解、納得させることを意味する。

二人がかりで内診。これってアリ？

その日の昼から流動食が出たが、あまりのまずさに閉口した。でも順調に食上げしなければ退院できないから、回診に来たチャラ男先生に、

「先生、病院のごはん、美味しければ食べられますけど、ただでさえ食欲ないのに、完食は無理です」

と文句たれた。するとチャラ男先生、

「病院の飯はまずいもんなんだよ。俺だってコンビニ弁当しか食わないもん」

という。コ、コンビニ弁当……。長年オーガニック生活の私には、とても口にできるものではない。まずくても病院食のほうがマシだ。

「あ〜、そうねぇ、お粥もコンビニで売ってるレトルトのほうが美味しいかもねぇ」

私は適当に話を合わせた。

「だからコンビニが儲《もう》かるようになってんだよ」

と、チャラ男先生も普通に会話。自分が医者であるということをすぐ忘れてくれる人である。

「じゃあ主食ずっとお粥とか」

この人なら、私のワガママも通用するかもしれないと思い、言ってみた。

「でも、食上げしないと退院できないし」

「じゃあせめて朝ごはん、パンにしていただけませんか？」

「今から間に合うかなぁ。急いでオーダーしてみますね！」


翌朝、袋に入ったパンが、なんとなく温められた状態で運ばれてきた。それに、小さいバターとジャムがついている。

「わ〜、なんか懐かしい感じ……」

と思って半分食べた。

食べ終わった頃、チャラ男先生が入ってきた。昨夜もかなり遅い時間にやって来たし、今朝も早よから……ホントに、ここに住んでいるとしか思えなかった。

「うわー、なんか給食みたいだねー」

茶色い食パンを見て嬉しそうに言う。

「トーストじゃないんだ！」

初めて病院食を見たかのような反応に、こっちが驚いた。

「そーなの。でも、朝からどんぶり飯よりマシだよ～」

医者としてどうというより、この人と話してると楽しい気分になれた。

「じゃ、おなか見せて」

今日はピンクの聴診器を首から下げている。それを私のおなかに当てて、

「ふんふん、腸もよく動いてる」

と言う。

「聞いてみる？」

私に聴診器を貸してくれ、

「きーん、って音が聞こえたらマズイんだけど、サラサラしてるでしょ？」

と言うが、齢五十、もうすぐ五十一。耳も悪くなってて、聞き取れなかった。

「わかんない」

するとチャラ男先生、タイミング計ったように、

「しばらく内診してないから、内診させて」

という。

「え、今？」

朝食あとは血の塊が出るから、できたら診察に行きたくなかった。

「うん、ナースステーションの横の処置室で診るから、ゆっくりついてきて」

憂鬱《ゆううつ》だった。小袋に替えのナプキンとパンツを入れ、私は点滴ぶら下げながら、チャラ男先生の後をついて行った。

チャラ男先生、髪の毛が今日は特にぐりぐりだ。すごい天パなのだ。オシャレでジェルを使っているというより、ジェルでも使わねば爆発してしまう髪質だったのだ。

しかし、そんなこと、気にしている場合ではなかった。なんと内診台には、もう一人先生がいたのだ。

なに？　なんでおいどん先生がいるの？

私はその先生のことを、勝手においどん先生と呼んでいた。チャラ男先生と同じようなキャラメガネをかけているが、「おいどん」って言いそうなルックスだった。

「おいどん先生と二人で内診するからさ」

とは言われていなかったので、なんかだまし討ちを食らった気がした。

おいどん先生の内診は、チャラ男先生と違ってぐりぐり乱暴だった。チャラ男先生の内診はいつもサクッと終わると感じていたのは、ぐりぐりしないからなのだった。チャラ男先生は優しいのだ。このときも私の膝小僧に手を添えていた。

あ、ダメ先生、そんなとこ触っちゃ！　女性ホルモン止めてるのに、女性ホルモン出ちゃう！

と、心の中でバカなことを言っていたら、二人も内診とは全然関係ない話をしている。

「夕べどうだった？」

「うん、四時まで」

「あいつら帰れたの？」

あいつら、とは、ナース情報からするとインターンのことのようだった。三月末はインターンの入れ替えがあって病院もバタバタしており、先生たちも大変だと。しかし人のお股見ながら飲み会の話かよ。

「まだ血が出ているのでタンポン入れときました」

と言われて、内診は終わった。

私はタンポンが大嫌いなので、帰りにトイレに寄り、さっそくタンポンを引き抜き、ナプキンを当てた。

玉のようなオノコはそれから何度もボコボコ出た。日に日に頻度と玉っぽさが増していた。朝だけでなく、折につけ何度も出るのだ。玉が出る際、鮮血も相当量出ていた。シャーッと、生理の血ではないようなサラサラの血が出るのだ。

チャラ男先生に言っても、生理の残りだから気にしないで、としか言われない。血液検査の結果、貧血がひどいから、一日二回、鉄剤の点滴も始まった。

イケメン・ホスピタル

点滴の針は四日に一度替えることになっている。針が古くなると、液漏れしてしまうのだ。前回も液漏れしたが、今回も四日目で見事に液漏れした。

点滴の針なんか、看護師さんなら誰でも簡単に入れ替えられるものだと思っていたが、ここで問題が発生した。ここの看護師さんは、私の細く分かりづらい血管に、誰も針が刺せなかったのだ！

「あれ〜、うーん、あれ〜。ごめんなさい、ほかの看護師さん呼んできますね」

入れ代わり立ち代わり、何人かの看護師さんがトライしたが、血管は確保できなかった。私の両腕は、みるみるうちに刺し痕だらけになった。そこは青あざになり、血管じゃないところに刺して点滴してしまったところは、コブのように膨らんでいる。

日曜の夜だった。

「チャラ男先生に連絡取れないので、外科の先生呼んできますね！　外科の先生ならできるはずです！」

一時間ほどして、手術服を着た大きい男の先生が来た。

「うーん、うーん、うーん、いい血管ではあるんですがぁ……」

慣れてるはずの外科の先生でも、私の血管は分かりづらいようだった。

「ちょっと叩きますね」

ペシペシペシッと、私の腕を叩く。ひー、それが痛いっちゅーの！　ったく大柄の男の人はさぁ、力加減知らないんだから。

「よし、これで行けそう。ちょっとちくっとしますよ～。入りました」

「ありがとうございます」

ほっとして、チラッと顔を見上げると、超～イケメンではないか！　背も高くガタイも良く、爽やかに微笑む濃いぃ顔立ちは、まるで俳優かモデルのようだった。

「ちょーっと、またイケメン発見！」

私は女友達にメールをした。若いイケメン好きの四十代独身女子だ。

「うっそ～。なにそこ、イケメン・ホスピタル？　あーん、お見舞い行きたーい」

しかし、彼女は今仕事が大変すぎて、ボロボロ。見舞いにも来られないのだった。

しばらく彼女とメールして、八時には電気を消した。うとうとしていると、トントンとノックする音が聞こえる。ドアが開き、

「横森さーん、大丈夫でした？」

息せき切ってチャラ男先生が入ってくる。

「外科の先生に入れてもらいました」

どこ行ってたの？　と言いたいぐらいだった。

「あー、良かった」

マジでほっとしている。院内のどこかで仮眠でもしてたのだろうか。

「みんなに針刺されてボロボロです。ほら、ここなんかこんな膨らんじゃって」

私は起き上がって、チャラ男先生に見せた。ブラインドから差し込む街灯がストライプに私の腕を照らす。チャラ男先生は私の腕の腫れた部分に触って、

「頑張った証拠だね……これは、すぐ吸収されるから大丈夫」

と言った。な〜んかいい雰囲気だった。やーん、女性ホルモン出ちゃう！

「おやすみなさい♡」

「うっす♡」

その夜、チャラ男先生が私のおなかにしがみついて泣いている夢を見た。あの先生は正直、私の病状が良く分からないのだろう。それで、仲のいい同僚に一緒に内診してくれと頼んだんじゃないだろうか。なんだか可哀想な気がした。

見たこともないような病気の人がどんどん来て、妊婦の陣痛は始まるわ、目の前で大出血してる人はいるわ。健康な状態で生まれて来る新生児ばかりではないわ、常にパニックなのだろう。そりゃ、歯ぁ磨く余裕もないわな……。

私はこの病棟のスタッフに、日に日に愛着が湧いていた。隔離された世界で触れ合うのは、医者かナースだけ。家族は見舞いに来るといっても、十二歳以下の子供は産婦人科には入れないから、エレベーターホールか夜間入口で荷物の引き渡しをするだけだった。今の私にとって、メル友とナースとドクター、お掃除のおばさんが家族だった。

検診に来る看護師さんたちにも、色々関係ないことを聞き、想像の翼を広げた。出身地はどこ？　とか、その睫毛《まつげ》はツケマ？　とか。

「えー、これはぁ、エクステなんです。病院は汗かくこと多いので、マスカラだと取れちゃうんですね。メイクするのも時間かかるし。だからエクステがいいんですぅ」

この病棟の看護師さんたちは華やかで、可愛かった。ほかの病棟と比べて、出産で入院する若い健康な人も多いし、女性だけの科だから、雰囲気がいいのである。

「この病棟、患者さん同士も仲がいいし、元気ですよね」

「そうですねぇ、四人部屋で仲良くなって、カーテンあけてみんなでお喋りしたりしてます。退院するとき記念撮影とかもしてるし」

私は二人部屋のシングルユースだったから、お友達ができなかった。

「婦人科に入院する人って、比較的元気なんじゃない？」

「そうなんです。私、ほかの病棟にもいたことがあるから分かるんですが、ここの患者さんは、最後まで自分でトイレも行って、食事もして、という方が多いです」

妊婦さんと新生児だけではない、中には癌の患者さんもいる。でもみんな、ニットキャップに腹巻、レッグウォーマーなどで体を温めながら、廊下をガシガシ歩いているのだ。

夜中に泣き止まない赤ちゃんをベビーカートに乗せて、ゆらしながら廊下をぶらぶらする産後ママもいた。生まれたばかりの赤ちゃんから年配の癌患者まで、ここには女の一生がぎゅぎゅっと詰まっていた。

〝婦人科卒業〟かぁ……それもいいかもしれない。子宮筋腫発覚以来、あれほど拒んだ手術だったが、もう〝卒業〟してもいいような気がしていた。いらない臓器なら、と言われて頭にもこないぐらい、ホントに用がなかったし、生理のたんびに苦しむのも、ほとほとうんざりだった。

やっとこさ、退院決定！

「横森さん、今日血液検査のオーダー出てますからね、午前中に採血行ってくださ
い」

朝、検診に来た看護師さんが言った。私は朝ごはんでおなかポンポンだった。だいたい家では朝ごはんなんて、健康時でもスムージーとトースト一枚、それにコーヒーぐらいだ。フルコースを食べ数時間後にどんぶり飯が出てくるかと思うと、気が重かった。

「あの、昼食、抜きでお願いできますか？　抜けば夕飯は美味しくいただけるかと」

「……先生に言ってみますね」

看護師さんはすぐ戻ってきて、

「食べたくなければ残してもいいけど、禁食にはしませんって、先生が」

と言う。腸閉塞で入院しているから、三食常食をきっちり食べねば、退院させられ

ないのだ。前回の経験からそれは分かっている。分かってはいるが……。

「じゃあ、せめて主食を麺《めん》類に変えていただけますか？」

「先生に言ってみます」

お昼、ミニサラダの横には、どどーんとスパゲティミートソース（大盛り）が鎮座ましましていた。プラスティックの保温蓋をあけ、確認後、閉めた。見るだけでおなかいっぱいだ。私はヨーグルトとサラダだけ食べ、さっさと配膳カートに下げに行った。

ただでさえ、運動不足でおなかが空かないのだ。そして貧血でふらふらしていた。採血しに一階の血液検査室まで行き、帰りのエレベーターで壁に寄りかかってぼーっとしてると、「大丈夫ですか？」と、また別のイケメン・ドクターが駆け寄ってきた。本当に、イケメン率の高い病院である。私は大丈夫、大丈夫と手を振り、エレベーターのドアが閉まるのを待った。自分で「閉」のボタンを押す気力もなかった。

玉のようなオノコは出続けていた。生理八日目で二日目ぐらいの経血量なのだ。立ち上がったタイミングや、歩いているときに容赦なく落ちてくるから、もう穿き替えるパンツもなく、コンビニでダサい〝かぼちゃパンツ〟を購入するしかなかった。血で汚れたパンツを洗う気力もなく、捨てた。

おなかの痛みはほとんどなくなっていたが、今度は貧血だ。この激しい出血は、たんなる「生理の残り」ではない。本当に、中国鍼で子宮筋腫が下から出てるんじゃないか。もしそうだとしても、このまま貧血が進んだら、結局は医療介助が必要になってしまうではないか。

私はまた友人のアロマテラピスト、プラハちゃんに「なんか珍しい病気だった」とメールして、アロマテラピーマッサージを施《ほどこ》してもらった。

プラハは桜の枝ものを持ってきて、病室に生けながら、言う。

「異所性内膜症なんて聞いたことないから、山田君に電話したのね」

山田君とは、プラハの師匠である。

「そしたらさ、山田、行きましょうか？って。久しぶりにやる気出してた」

山田先生は、すごい腕を持っているのにあまりやる気がない治療家、という噂《うわさ》だった。

「へー、そうなんだ。じゃ、退院したらロータスぐらいまで来てもらおうかなぁ」

ロータスなら、家も同然だから、オノコが出ても安心だ。

「うん、そうだよ。難しい病気っぽいから、私じゃ手におえない。今日はおなかは触んないことにするね」

プラハとお喋りしながらアロママッサージを施してもらっていると、トントンとドアをノックする音が聞こえ、チャラ男先生が入ってきた。

「すごい……アロマテラピー」

私はちょうど仰向けになって、パンツ一丁に浴衣を掛け、その上にゴム入りの、洗いざらしのラップタオル（〝腐ってもオーガニックコットン〟byプラハ）を、おなかが冷えないように乗せられていた。タオルは煮しめたような色で、ボロボロだった。

「やだ、先生、若ーい！」

プラハが振り返り、きゃぴきゃぴ言う。二人のふざけた熟女にひるむことなく、チャラ男先生は言った。

「血液検査の結果、経過良好なので、明日退院できます」

「きゃ～、嬉しい！」

私は思わず起き上がった。家で美味しいものをちょこっと食べられる生活に、また戻れるのだ。起き上がったことで裸体の露出度もさらに高くなり、おまけに二重あごも見せつけた。ある意味セクハラである。

「ただ、貧血が進んでるので、退院後も鉄剤を飲んでいただかないと」

「飲みます、飲みます」

もう鉄剤でもなんでも、ここから出してくれるなら、飲む。さんざん鉄剤は具合が悪くなるから飲みたくないと言っておきながら、ゲンキンなものである。

「胃腸薬を一緒に処方しておきますから、たぶんおなかの調子もそんなに悪くならないで済むかと……」

「てか先生、その髪型どうしたの？　セットしちゃったの？」

私は我慢できずに言ってしまった。チャラ男先生の髪は、オバサンパーマをかけた上にお出かけ用セットを施したみたいになっていた。

「――昨日、大変だったんだよ」

昨夜はチャラ男先生、ナース情報によると二日続けての夜勤だったらしい。

「じゃ、寝てないの？」

「寝たよ。二時間ぐらい」

「二時間！」

プラハと私は顔を見合わせた。

「かわいそー」

「ごめんねー、大変なときに我儘ばっかり言っちゃって」

「いやいや、全然！」

チャラ男先生は爽やかに笑った。そのヘアスタイルは、セットしたわけではなく、セットできなかったために起こった天然の爆発だったのだ。

「検査結果、ここ置いとくね」

力なくそう言って、チャラ男先生は去った。

ヘモグロビン値が急降下

退院当日は、だるさと片頭痛でぼーっとしていた。岡部のバーバ（夫の母）が心配してタケノコご飯、タケノコの煮物、タケノコのナントカ……タケノコ尽くしを送ってくれたので、見舞いに来た親友と娘と夕飯を食べた。

翌朝、前日よりちょっと元気が出てきたので、馴染みの漢方薬局のおばさんに電話し、一部始終を話す。

「中国鍼がいけなかったんじゃなくて、タイミングが悪かったのね。鍼灸は血流を良くしちゃうから、出血も勢いついちゃったんでしょう」

〝出産〟はまだ続いていた。血液検査の結果、ヘモグロビン値は七にまで下がってしまっていた。六切ると輸血の必要があると聞く。自分史上最悪の貧血である。妊娠中にも八・四までしか落ちたことがなく、いつもは筋腫持ちにもかかわらず十一ある。

「ヘモグロビン値七はまずいわ。まず止血と造血作用のある煎じ薬を送りますから、それにプラス、病院でもらった鉄剤も真面目に飲んで。胃に触るようだったら、砂塵という胃薬も一緒に入れておくからそれも飲んで」

腸閉塞で入院したら、異所性内膜症と言われた話もした。

「学会で発表してもいいぐらい珍しい病気だって」

「あら、内膜症ある人が腸閉塞起こすなんて常識よ～」

常識……チャラ男先生は、やはりヤブ医者なのか。ヤブという言葉も最早死語だが。

「以前紹介した婦人科は受診しましたか？」

「ごめんなさい、遠くてなかなか……」

一年前健康相談をしたとき、ちゃんと医者に診てもらって、手術しなきゃならない場合はしたほうがいいと、腹腔鏡の名医だという相模原のお医者さんを紹介されていたのだ。その先生は漢方も取り入れる、いい先生だと。でも、遠いなぁ、と思って行かなかった。

「あなた、もうそろそろ決着付けないとまずいわ。手術も必要ならしないと」

このおばさんは、「絶対自然療法派」ではないので現実的だった。飛蚊症《ひぶんしょう》の相談をしたときも、御茶ノ水《おちゃのみず》にあるあの有名な井上眼科に行ったほうがいい、町医者なんかでお茶を濁さず、大病院の最新医療で治療したほうがいいと、勧められた。でもこれも、予約が大変で何時間も待たねばならないという噂を聞き、行ってなかった。

ふ～、やっぱり取っちゃったほうがいいのか……。この期に及んで、まだガッカリな思いを払拭できなかった。過去二十年近く、自然療法でやってきて、ここにきて薬漬け、ホルモン療法、そして摘出手術をしなければならないかと思うと……。

頭がぼーっとして仕事もできないので、ネットで「内膜症」について検索した。専門医の解説から、患者さんたちの書き込みまで、見始めたら切りがなかった。異所性内膜症の症例報告も載っていた。切り取った腸の写真も載っており、気持ち悪くなってパソコンを閉じた。

気分転換に最寄りの商店街に行き、美味しい鶏屋さんで鶏レバーを購入、クックパッドでレシピを見て、鶏レバーのから揚げを作った。レバーは大嫌いだが、おろしショウガをたくさん入れて漬け込み、竜田揚げにすると美味しく食べられた。夫も娘も喜んで食べた。でも、一番ガッツリ食べたのは、肉食で血があり余っている夫だった。

快調に排便もあったが、ウンコが出るとき腸が痛かった。内膜症の患者さんの書き込みに「排便痛がある」と書いてあったから、やはり内膜症なのだな、と思う。異所性内膜症は肺にできる人もいるらしく、生理のたびに血痰《けったん》が出たりするらしい。腸なら隣接しているからまだ分かるが、肺とはまたけったいな……。

娘がネットで「鉄分の多い食べ物」を検索し、読み上げる。
「レバー、キクラゲ、ヒジキ、鰹《かつお》、牡蠣《かき》、プルーン、ゴマ、アサリ、卵黄、シジミ」

私は食材を揃えた。全部ネットスーパーとネット通販だ。オノコ出産はまだ続いているし、ふらつくから、外出はできるだけ控えたかった。玉は小さ目になっていたが、一日に何度も出る。夜中にも数回出た。
「レバーを食べ、レバーを出す」

トイレを出てつぶやいた。面白くない。いつまで続くのだろうか。

今回は重症の腹膜炎だったたから、退院後一週間、抗生物質も服用しなければならなかった。私は腸内環境が心配だった。

毎朝ヨーグルトを食べることにして、ヤクルトも飲み始めた。近所でヤクルトレディをとっつかまえて、400LTを契約、配達してもらうことに。一日一回でいいと言われたが、念のため二回飲んだ。

　翌朝、朝食後二回も快便。排便痛はある。鶏レバーのおかげか体調もいいので、鉄剤を飲み始める。鉄剤は妊娠中に一度処方され、吐き気と便秘に苦しんだので、できたら飲みたくなかった。

　しかし、漢方薬局のおばさんからも真面目に飲むよう言われているし、チャラ男先生は、フェロミアは鉄剤の中ではおなかの具合が悪くならないほうだし、ムコスタという胃薬も一緒に飲めば大丈夫だと言っていた。

　実際、飲んでみても吐き気も感じず、便秘にもならなかった。そして鉄剤を飲み始めて一日で、ふらっともしなくなった。植物性の鉄分サプリも朝晩飲んでいるが、ここまで貧血が進むと一時的に新薬を使ったほうが、すぐ改善するというのも実感した。もう、自然療法だけでは通用しない体に、私はなってしまったのだ。

　漢方の煎じ薬も届き、飲み始めたからか、便秘になるどころか、どろっとした軟便が日に何度も出た。鉄剤のせいで確かに便は黒いが、便秘にならないのが何よりだった。止血作用のある漢方のせいか量は減ったが、まだ出血はある。

　とうとう口角炎を発症した。口角炎はビタミンB不足、鉄欠乏性貧血の人によく現れるという。五十の冬、初めて経験し、その後折に触れ発症しているから、まあここまで貧血だと、出て当たり前だった。私はヒリヒリする口角にワセリンを塗り塗り、息を吸うようにキクラゲ、ヒジキ、鰹、牡蠣、シジミを食べた。

スゴ腕!! 自然療法家・山田先生の施術

退院後五日目、久しぶりにロータスに行き、ベリーダンスのクラスを再開した。メイクして、着替えて出かけ、衣装を着けてみんなと踊ると、私は生きかえった気分だった。

激しく踊ると息切れするから、心臓に来ないか、またロールアップするときに立ちくらみしやしないかとヒヤヒヤしたが、まぁそれも大丈夫だった。みんなには「痩せた〜」「顔色悪い〜」と心配されたが。

クラスの後には山田先生の施術も予定されていた。ロータスには施術台があるから、先生の銀座の治療院まで行かなくても、出張施術してもらえた。まだ銀座まで行く勇気はなかった。途中でオノコ出産ということになったら、かなりアセるし、体力的にも遠出は無理だった。入院すると、著《いちじる》しく筋力が衰えるのだ。

山田先生には何年か前、銀座の治療院で一度施術してもらったことがある。治療院の何周年記念かで、お試し価格でやってもらったのだ。でもそのときは体調が良かったので、特に効果も感じず、続けて行くこともなかった。

久しぶりにお会いする山田先生は言った。

「あのとき、横森さんには定期的なメンテナンスが必要だと思ったんですが、自分、営業的な人間じゃないので、お伝えしそこなった。こんなことになって、忸怩《じくじ》たる思いです」

いや、行かなかったのは私なので、先生のせいじゃない。そして私の腸閉塞だか異所性内膜症だかも、不摂生した上にできた病気でもないのだ。適度に運動もして早寝早起き、食事やストレスリリーフも含め、健康には気を付けている。

しいて言えば長年の書き仕事のツケが回ってきたのかもしれない。でも、書くことをやめて、ただ健康で生きていても、私の場合、生きがいを失い心を病んじゃいそうだ。

「横森さんは書くことが降りてくる人ですから、どんどん書いてください。それぞれの方が一番いい状態で生きられるように、サポートするお役目で私たちはここにいるわけですから。手術になっても大丈夫ですよ。すぐ病院に行って調整しますから。じャ、仰向けに寝てください」
山田先生にニコニコ言われ、施術台に横になった。たわいのないお喋りをしているうちに、私は眠りについてしまったようだ。山田先生はほとんど触らず、手かざし療法をしているようだった。

しばらくして、シュッ、シュッという音で目が覚めた。何か祓《はら》っているようだ。プラハが師事していたとき、青梅《おうめ》の御岳山《みたけさん》に修行に連れて行かれ、滝行でキエー！と奇声を発していたという話だから、別に不思議とも思わなかった。

「はい、ゆっくり起きて座ってください」

施術台に座ると、

「肩、伸ばしますね」

と言って、バキバキッとやられた。

「イテテテ……」

山田先生はいわゆるカイロプラクティックもするので、全身の調整をしてから、バキボキする。めっちゃ痛いが、瞬時にスッキリするので不思議なのだ。

終わってから、聞いた。

「あの、お祓いしてたみたいですけど、なんかいました？　病院からなんか連れてきちゃいましたかね？」

「いやぁ、病院からっていうんではなくて、ここにいらっしゃったんですよ。男の方と、女の方が。どちらも生きてらっしゃる方で、二、三年前からここに出入りしている方なんですが、その方たちが霊媒体質なので、連れてきやすいんですよ。ラップ音も結構……」

「え〜」

それまた面倒な、とは思ったが、思い当たる節もない。だいたい男の人なんか、ロータスに出入りしてないしぃ。女の人たちもみんな能天気でそんな感じじゃ……。

山田先生はやる気のない自然療法家といっても、名だたるアーティストや芸能人、ダンサー、スポーツ選手や作家のボディコンディショニングを受け持っている。難病の患者さんを治しに地方出張が週の半分、半分が東京だ。家族の住む神戸にいるときは基本「主夫男」らしい。先生は年上だし男性だが、気のいいおっかさんのような人である。

自然療法の治療家はみな、手術はすべきでない、あるべき体の臓器は切りとるべきでないというが、山田先生は違った。

「病院の検査は大事、薬物治療も手術もアリ」

が口癖で、

「そのうえで、大丈夫なようにしてあげられるから、安心していいですよ」

というのである。

それは、末期癌や難病の患者さんを多く診てきた人だからこそ言う台詞《せりふ》だと思う。

私も、残念な気持ちはあるけれど、あの激痛を二度も経験したあとでは、薬物治療も手術も断固拒否する、とは言えなくなっていた。

ある読者の方は、自然療法派の横森さんがなぜ手術を選択するのかと、板橋にある自然療法クリニックを紹介してくれた。彼女も癌だが、自然療法とサプリで乗り切り、手術も化学治療もしていないのだと言う。

だからと言って、私が同じようにやって大丈夫とは、最早思えなかった。これは個人的な体感だが、年齢的に、内臓がボロっちくなってる感じがするのだ。彼女は若かった。だから再生力も高いし、なんせ旦那が霊感療法の治療家だから、大丈夫なのは愛の力かもしれなかった。

「もしかして手術する前に、治っちゃったりするかな?」

この期に及んで、私は山田先生に聞いた。

「やってみる価値はあります」

以来、毎週施術してもらうことになったのである。

転院を決意

山田先生の初回施術のあと、夜中に結構な出血があった。血の色は薄いが、溢《あふ》れてベッドパットまで汚れるぐらいの量だった。私はネット通販で、婦人科のベッドに敷いてあったような防水シートを購入した。

汚血が出たのか、翌日は体調が良く、ベリーも楽しく踊った。四十代・独身・イケメン好きの友達（ベリーの生徒でもある）に車で家まで送ってもらい、お喋りをする。チャラ男先生関連の笑い話をしながらも、内心穏やかではなかった。

「先生、それ絶対、転院したほうがいいですよ。私の友達が三回子宮筋腫切ってるんだけど、あのほら、246沿いにある大学病院がいいっていってましたよ」

と友達も言う。

「うーん、ダディもO森病院の先生がいいとかで、聞いてきたんだけどさ。まだ行ってないの。ネットで見たら、セカンドオピニオン外来とかもあるみたいなんだけど」

「セカンドオピニオンでもサードオピニオンでも取りに行ったほうがいいですよ。体一つですからねー。安心できる先生でないと」

ロータスでは着付け教室もやっているのだが、そこの生徒さんに婦人科クリニックのナースがいて、彼女も今回の一件を話すと驚いていた。

「そんなにおなか痛くて運ばれてきたら、普通は血液検査しますよ。血液検査もしないで帰すなんてありえない」

彼女のクリニックのドクターも、腹腔鏡手術で卵巣嚢腫の病巣部分だけを取り除いたりする名医らしいが、その師匠であるT医科大学病院の教授先生は、まさに神業の持ち主だと言う。手術に立ち会った彼女は、自分がやってもらうなら絶対にこの先生だなと思ったとか。

「ただ、T医科大学病院は紹介制なので、うちの病院で一度受診していただき、紹介状を書いてもらわなければならないんです。ちょっと遠いんですけど、リゾート風で素敵なので、まあ観光と思って来ていただいても……予約は私がねじ込みます！」

彼女の勧めるクリニックは不妊治療で大儲けしていて、ホームページを見るとそれは素晴らしい、リゾートホテルのような内装だった。が、かなり遠い。特急に乗ってしまえば都心から四十分ぐらいで着くが、そこまで行く気力が出なかった。

ネットで色んな「名医」を検索するも、人気の先生は「手術は一年待ち」などと書いてあり、現実的ではないなと思えた。手術支援ロボット「ダヴィンチ」などというものも出てきて、なんかＳＦの世界のようだ。

「あー、ダヴィンチもＴ医科大学病院の先生が開発スタッフなんです」

と彼女。まぁ腹腔鏡手術のすごいやつ、みたいなものなのだろうか。腹腔鏡手術はおなかを切り開く開腹手術よりずっと負担が軽く、回復も早いと聞く。内臓を酸素にさらすと老化も早くなると聞くし、できたら開腹手術はしたくない。

ていうか、手術なんて実は今でもしたくなかった。山田先生の施術で急に卵巣嚢腫が小さくなって、手術しないでも良くならないかな、と、心のどこかでは思い続けていた。

悩みながらも、一週間検診でＴ病院に行った。血液検査を先にして、その結果を待ってからの受診ということになっていた。一時間ほど待ち、

「横森さん、六番にお入りください」

チャラ男先生の声で呼ばれる。なんだか懐かしい。が……。

「……」

私は言葉を失った。チャラ男先生は、髪の毛を五分刈りにしていたのだ。

えー？　らしくない髪型〜。しかも、すげー絶壁！

私があんなこと言っちゃったからかな。それとも、もう忙しくてセットする時間もないから、院内理髪店で五分刈りにしちゃったのだろうか。

「貧血改善してます。良かったです」

チャラ男先生が血液検査の結果を見せて、嬉しそうに言う。ヘモグロビン値は八・一になっていた。

「鉄剤も飲んでるし、嫌いなレバーも頑張って食べてますから」

「良かった。おなかの調子はどうですか？」

「痛みはほとんどないんですが、右のおなかにまだ違和感があって、排便痛もあります」

「来た〜〜〜〜！」

と、大袈裟《おおげさ》に反応するチャラ男先生。排便痛は内膜症が腸にできた人のネットの書き込みにもあった、典型的な症状である。

「では久しぶりなので、内診させてください」

内診台に上がり、サクッと内診してもらう。

「うん、うん、おなかも柔らかいし、いいです」

ここで、チャラ男先生がカーテンを開けたり閉めたり、開けたり閉めたりしていたのが、なんだったのだろうかと落ち着かなかった。

「診察室に戻ってください」

パンツを穿き、診察室に戻ると、

「どのみち、手術はさせてください。それまではリュープリンで生理を止めて、腹腔鏡で頑張らせてもらって」

と言う。七月のカレンダーを見せて、

「この辺で」

それは、我が家が夏休み旅行に行くはずだったあたりだった。いつまたおなかに激痛が走るか分からないし、それが海外だったら大変なことになるからと、キャンセルしたばかりだった。

「手術までは、一ヵ月にいっぺんリュープリンを打ちにきてもらって」

「といっても先生、次回生理のときまた痛くなったら？　リュープリンで完全に生理が止まるようになるまで数ヵ月かかるって言いますけど」

それもネット情報だった。完全に止まってから、更年期症状が激化するらしい。私にはまだそれらしい症状は出てなかった。

「じゃ生理が始まったら、予防的に抗生物質飲んでください。痛み止めも処方しときますから」

また抗生物質かぁ……。うなだれていると五分刈りのチャラ男先生は、

「いやー、僕もね、虫歯になって初めて患者さんの痛みを知りました」

と言う。え？「僕」っつった？「俺」じゃなかったっけ。そのとき、チャラ男先生が、五分刈りのせいもあって、突然フツーの理科系男に見えた。

「虫歯……」

「大の男が……僕、三十五なんですけど……めそめそ泣いちゃうぐらい痛くて。院内の歯医者さんに行ったら怒られました。もうフロモックスとロキソニン飲みまくって……いやぁ、この薬はねぇ」

チャラ男先生が大好きな薬の話をしまくるのを遮《さえぎ》り、

「歯ぁ磨かなきゃダメだよ」

私は力なく言い残して、診察室を去った。ばかやろー。不摂生でなる虫歯と、不可抗力の病気を一緒にすんなー。

すぐさま、旦那に聞いていたO花さんの電話番号宛にメールをする。「O森病院の先生について、詳しいこと知りたいから電話ください」と。

もうなんか、チャラ男先生では埒があかない気がしてきた。素直で優しくていい子だけど、頼りんなんねー！！！　この人に手術を任せて、

「ごめーん！　失敗しちゃった！」

なんて言われても困るし、「頑張らせてもらう」というレベルでは恐ろしすぎる。もうフツーに、いや、朝飯前ぐらいの流麗さでできる先生でないと。

私は、転院を決意した。

Chapter 4

手術か、自然療法か。揺れる女心

名医の初診、五時間待ち!

ダディ(夫)懇意のファッションエディターO花さんによると、O森病院のM田先生はKO病院の先生より良かった、という話だった。子宮筋腫を三十代で切除したものの、再発。二度目はKOで切ったらしいのだが、一回目のM田先生のほうが、丁寧に説明してくれるし、安心できたと。

「もう十五年前のことになるから、今じゃ偉い先生になってると思うけど、決して偉ぶるような先生じゃないの。気さくだし面白い先生だから、早く行って!」

もう一人、ダディの友達の奥さんが元編集者で、やはり婦人科はO森病院のM田先生にかかってて、絶対オススメだと言うのだ。さらにもう一人の編集者も、同じような激痛で運ばれて、O森病院のM田先生に手術してもらったと。M田先生じゃなきゃダメとまで言う。三人の大人女子がそこまでオススメの先生なら、まず安心だろう。が、これぱっかりは相性もあるので、まずは会ってみなきゃ分からない。どんな名医でも、自分が会ってみて気に入らなかったら、命を任せる気にはならない。もし気に入らないときのことを考えて、T病院には「セカンドオピニオンを取りに行く」という名目で資料を請求した。

前出のロータス仲間の婦人科ナースに、

「とにかくCTの結果とか、データを早く取って、転院したほうがいいですよ。頼んでも一週間かかるとか言われたら、もう予約取っちゃってありますからとか言って、急がせたほうがいいです」

と言われていたので、本当にそう言って、M田先生の初診日の前日、取りに行けるようにお願いした。本当はO森病院、初診は予約できないが、嘘も方便だ。

資料ができたから取りに来てくださいとT病院から電話があったとき、婦人科の看護師さんに、

「本来一週間ぐらいかかるものなんですが、先生が急いで作ってくれたんですよ」

と、ケンがある感じで言われた。看護師さんもチャラ男先生に同情しているのだ。チャラ男先生付きだった看護師さんで、「先生は大変です」と口癖のように言っていた。

チャラ男先生は患者さんにも人気が出ていて、一週間検診の際も、かつてのガラガラ具合とは違って、患者さんがたくさん付いて混んでいた。老いも若きも、みな診察室のドアをノックして入る。それは、チャラ男先生が病室に入るとき、必ずノックするからではないかと思った。

他の先生の診察室では、みなノックなんかしないし、先生も病室にノックなしで入る。きっとチャラ男先生は、患者を一人の女性として扱ってくれているのだろう。だから老いも若きも、髪を整えたりして嬉しそうに診察室に入るのだ。

チャラいわりには一生懸命な先生だし、ゆんべも寝る間を惜しんで資料を作成してくれたのだろう。チャラ男君、君は、将来はきっといい先生になる。でも、私で練習はしてほしくなかった。っていうか、アンタが名医になるまで待てないっちゅーの！！！

右の卵巣が明らかに腫れている感じで、動くと痛かった。出血も少量だが続いていた。山田先生に施術してもらうと卵巣のぷるぷるした違和感はなくなり体調も良くなったが、一週間もたない。憂鬱だった。

私はすっかり憂鬱な体で、O森病院に赴いた。家からは小一時間かかる、見知らぬ街の、見知らぬ病院。婦人科は一号館という、一番古いビルにあった。懐かしい、昔の病院の雰囲気たっぷりで、そんな○花さんをはじめ、バリバリのファッションエディターや元編集者が来るようなところじゃない感じだった。地元に根差した市民病院という趣《おもむき》だ。

トイレにも、超ダサいシャボンソープとか置いてある。そしてここは、イケメン不毛地帯だった。若い先生たちも、ナースたちも、じ、地味……。そして「終身雇用か?」というぐらい、年増の看護師さんやクラーク（予約、案内係）もいる。年代物のヘアメイクの看護師さんもいて、そのぶっといアイラインに目を奪われた。

あー、ダメダメ、こんなビジュアルに惑わされるから、痛い思いをするんじゃないか！ 私は自分を戒めた。しかし。

「は〜、尻が痺《しび》れるぞい」

私は親友にメールした。読書する本は持ってきたが、病み上がりで待合室の硬い椅子に座り続けるのは、正直厳しいものがあった。だけど、待たないことには何も始まらないのだ。私は、またいつ生理が来て激痛に襲われるかもしれない恐怖に駆られていた。あんな痛い思いは、もう二度としたくなかった。

「横森さん、問診室にお入りください」

二時間ぐらい待った頃、問診室に呼ばれた。そんなものがあるのもT病院とは違うが、若いドクターがまず問診をする部屋だった。患者さんの書いた問診票を基に、コンピューターでデータを作成するのだ。私は「ご担当者様へ」と書かれた、チャラ男先生の作成した資料とCDも持ってきていた。

「二回目の入院のときは、救急搬送されたんですけど一度帰されてしまったので、こじらせちゃった感じがして、まだ体調が悪いんです。生理八日目から血の塊がボコボコ出て、今でも出血が続いているので、それは中国鍼のせいかなとも思い」

これまでの経緯を、若い先生相手に訴えるように話した。

そしてまた、数時間、待たされた。

「あとどのぐらい待ちますかね？」

婦人科クラークに尋ねると、

「そうですね、水曜は特に混むので、午後になっちゃうと思うんですけど」

とお茶を濁す。やはり人気の先生の外来、特に初診日は、めっちゃ混むのだ。大学病院、待ち時間ハンパじゃない、というのは常識だが、午後になっても、私の順番はやってこなかった。

「は～、もう帰っちゃおうかなぁ」

と痺れを切らしたところで、私の順番がやってきた。

ヨッコイショ、と立ち上がり、所定の診察室に入った。そこは、M田先生のフィールドだった。部屋中にゆるぎない自信のオーラ、みたいなものが立ち込めていたのだ。朝から何時間も診察しているだろうに、ニコニコとご機嫌なM田先生がそこにいた。白髪頭にメガネ、しりあがり寿《ことぶき》さんみたいなルックスである。

すぐ横に、弟子みたいな息子みたいな名探偵コナンみたいな若い先生が、パソコンのデータを前に構えている。その後ろには見学の若い女医さんも座っている。

「腸閉塞で一月と三月に入院して？　異所性内膜症と診断」

データを見ながら確認している。先生は私の顔を見て、

「これ、書いてあること全然違うよ」

と言った。

腸閉塞も内膜症も誤診!?

「卵巣嚢腫の破裂による腹膜炎だったと思われます」

「破裂……」

そりゃあ痛いわけだわ〜。背筋がぞっとした。

「破裂というかね、内容物が漏れ出ちゃうの。急におなか痛くなって、抗生剤点滴すれば二、三日で落ち着いちゃうんでしょ?」

「そうです。その通りです」

やはり、症例のたくさんある大学病院だしベテランの先生だから、すぐ分かるのだ。チャラ男先生の診断は誤診だったのだ。ていうかそれ以前に、腸閉塞が誤診ではないか。

「すごいなぁ、子宮がボロボロだ」

映像を見ながら、コナン先生と感心している。私だって褒めてやりたいぐらいだ。

私の子宮ちゃん、クタクタで、ボロボロになるまで、よく頑張ってくれたと。

「で、どうしたいの?」

と聞く。私は思わず言ってしまった。

「先生に診てもらえるなら、転院します。必要なら手術もお願いします。私の友達の編集者三人が、先生なら間違いないと勧めてくれたんです」

M田先生は、助手のコナン先生と、顔を見合わせて穏やかに笑っている。

「じゃ、内診しましょうか」

ここは古い病院だから、先生の机の横にすぐ内診台がある。カーテンで仕切られているので、サクッと内診してもらった。

「子宮筋腫拳大《こぶし》、右卵巣にチョコレート嚢胞状の腫瘍四・五センチ」

M田先生が言うと、コナン先生がパソコンに記録する。

「卵巣は腹腔鏡で取れるし、このぐらいの大きさなら筋腫も内視鏡で取れるよ」

えー、そうなんだぁ、と、心の中で思った。私の筋腫は大きいから、もう絶対開腹手術でしか取れないと、かつてかかった病院では言われていたからだ。

「腸閉塞ってのは、この辺が痛いもんだけど」

M田先生が私のおなかの真ん中を押して言う。

「いやー、もう、全体に痛すぎてどこが痛いとか分かりませんでした」

「痛すぎて分からなかったか」

先生は笑っている。私はパンツを穿き、また先生のデスクの前に座った。

「やっぱり、手術しなきゃダメでしょうか？　前の病院では、チョコレート囊腫は癌化する恐れがあるから取っちゃったほうがいいと言われたんですけど」

「チョコレート囊腫が癌化するってことじゃなく、五十歳過ぎたら四人に一人は卵巣癌になるの」

「じゃ、取ったほうがいいですよね」

「手術しますか？」

この先生は、何事も患者の意思に任せるという感じだった。

「はい」

「じゃ予約見て」

コナン先生がパソコンでM田先生の手術予約表を開く。

「月曜と金曜が手術日でね、六月十九日以降ならできます」

「娘のお弁当作らなきゃいけないんで、学校が夏休みに入ってからでいいですか？」

「じゃ、七月の十八」

「その週まで学校あったら金曜は弁当だし……うーん、二十一日は祝日だしなぁ」

「じゃ、確実なところで二十五日はどう」

「ぶ、仏滅ですね」

私はカレンダーを見ながら言った。

「……仏滅かぁ。それは考えたことなかったなぁ。でも、次の日が大安だから」

おっとりした調子で言われると、安心して手術も受けられる感じがしたが、なんせビビリだから、この期に及んでジタバタしている。

「じゃそれでお願いします」

とうとう、というかあっという間に、手術の日取りが決まってしまった。

「じゃMRIの予約取って」

M田先生がコナン先生に指示する。コナン先生がパソコンでMRIの予約をする。

「子宮筋腫を取るかどうかはMRIの結果を見てから決めるとして、右の卵巣は腫れているので取りましょうと。あ、リュープリン打ってんだ」

資料を確認しながらM田先生が言う。

「はい」

「これはせっかくだから続けましょう」

私の予定表には、月一のリュープリン注射、MRI、術前検査、麻酔科の問診、そして手術日と、トントン拍子で予約が入った。

「この日はね、MRIの結果を見て、九時集合でミーティング、そのあと血液検査とか、手術に必要な検査もろもろをしてもらって」

「はい」

「楽しみだね！」風に段取りを説明される。

「全身麻酔の説明は麻酔科でまた別にあるんだけど、ここも九時集合。麻酔はね、してもらわないと、とてもじゃないけど手術できないの」

冗談みたいに、M田先生が言った。そりゃそうだべ～、こっちだって、怖いことは知らないうちに済ませてもらわにゃあ。全身麻酔上等！

「リュープリンはあと三回打って、四回目の生理の日が手術と」

「よろしくお願いします！」

なんだか、やる気が出てきた。手術に対してネガティブな感情しかなかったが、初めて、体の中でワルさをしている部分を上手に切り取ってくれるんだと、感謝の念を持てたのだ。

この先生ならきっとうまくやってくれるに違いない。そう、確信できた。

生理を止める薬「リュープリン」の副作用

四月の生理予定日に生理は来なかった。しかし、もう一カ月もちょろちょろ血が出ている。玉のようなオノコはさすがにもう出なかったが、整体をしたあとなどはミニレバーが出た。肩こりがひどく、鳩胸ら辺が朝ピキーッとつるぐらいだ。

二回目のリュープリンを打ちにO森病院に行ったとき、私はM田先生に聞いた。

「少量なんですが、出血がずっと止まらなくて、これ、リュープリンの副作用ですかね?」

M田先生はきっぱりと言った。

「副作用です」

「じゃあ、前回の生理のあと、レバーみたいな血の塊が出たのも……」

「副作用です」

げー。じゃ、なんでもっと早く言ってくれなかったの？　チャラ男先生もリュープリンの副作用とは言ってなかったし。

　リュープリンを打つときに、そういうことがあるかもしれない的なことを言ってくれてれば、驚かないし、不安にもならないのに。中国鍼のせいなんかじゃ、全然なかったじゃん。

　考えてみれば、数年前「生理の量が劇的に減る」と言われて処方されたピルを飲んだときも、初回の生理のあとから血の塊がボコボコ出たから、ホルモンをいじるとそういうことが起こるのかもしれない。

「今月の生理予定日に生理は来ませんでしたが、前の病院の先生から、今度生理が来たら予防的に抗生物質飲むように処方されたんですが」

「飲む必要ありません。リュープリン打ってれば、卵巣嚢腫が破裂することもありませんから」

「ああよかった。もう、これ以上抗生物質飲んだら腸内環境も心配ですし……。ただでさえ肩こりがひどくて、整体行っても焼け石に水なんですよ」

「整体……僕も肩こりがひどくて整体行ってるけど、全然治んないね。もっと来てくだいって言われるけど、そんな時間もないし」

ああ、先生も、お年頃なのね。男女問わず同世代だからこそ分かる、体の不調。

「じゃ、今日はお注射して。あとは五月八日にＭＲＩね」

お注射は、この病院では隣の処置室で看護師さんがすることになっていた。

「一度待合室に出て、呼ばれたら処置室に入ってください」

「ありがとうございました」

処置室に入ると、ベテラン風の看護師さんがリュープリンを用意して待っていた。

「はい、ちょっと痛いですよ～」

「この注射、副作用すごいですよね」

「そうね、更年期症状。私なんか打ってなくてもひどいけどね。イライラと肩こり」

うっ、やっぱり御同輩？

注射が終わったので、打ったところを見ると、ぷくっと膨らんでいる。

「揉んだほうがいいですかね？」

と聞くと、

「あ、揉んじゃダメ！　注射液の中に小さいカプセルが入ってて、タイムリリースで一ヵ月効くの。揉むとカプセルが潰れちゃうから」

「へええ?」

それもまた、初めて聞く話だった。最初に打たれたときは激痛で頭真っ白だったから、揉むも揉まないもなかったし、腫れてたか腫れてなかったかも覚えていない。

会計の際、私はふたたび驚いた。注射一本が、物凄い金額なのだ。健康保険の三割負担分が、九千八百円ほど。正規料金なら一本三万円以上もする注射なのだ。前回は動けなくて夫に支払ってもらったから知らなかった。

憤慨して親友にメールすると、

「ま、でもさー、一ヵ月分の薬代と思えば、妥当な値段じゃない? それで破裂しないで済むとしたらさ、安いもんじゃん」

とメールバックしてきた。確かに。薬のせいで更年期症状は激化しているものの、まあ普通に生活できて、激痛が起こらないだけありがたかった。

髪の毛も異様に抜け始めた。年齢的にふだんから抜け毛は多いが、さらに。シャンプーやヘアドライ、ブラッシングの後に驚くほど抜ける。毎日掃除をしてもクイックルワイパーに私の毛が驚くほど付く。

特に額の上と頭頂が薄くなった気がした。女性ホルモンを止めるということは、男性ホルモン優位になるということだから、つまりオッサン禿《は》げの部分帯が脱毛するのだろう。ネットで「リュープリン　副作用」で検索すると、「乳癌の抗癌剤としても使用される」と書いてある。乳も、そういえば少々しぼんできた気がする。

「三回目の注射ぐらいから、眠れなくなりました」という書き込みもあった。不眠はだんだんひどくなり、四回目を打った頃からは、病院で処方された睡眠薬を飲んでも三時間で目が覚めてしまうらしい。とうとう一番強い睡眠薬に代わったが、それでも二、三時間で目が覚めてしまうとか。

私はまだ不眠にはなっていなかった。夜中に目が覚めても、セントジョーンズワートという、気分を落ち着かせるハーブを飲めば眠れた。早朝覚醒対策にはキャリアがあるから、ここはクリアできる自信があった。日中ダンスやなんかで体を動かしたり、カフェインの量を減らしたりすれば、六～八時間ばっちり眠れるときもあるのだ。

ただ、ホットフラッシュだけは初体験だった。リュープリン二回目の頃から、一日何度か、ぽーっと熱くなることが起きてきた。顔汗をかき、しばらく汗をぬぐって団扇《うちわ》ではたいたりすると、収まる。

それはだんだんひどくなっていき、注射三回目の頃には、夜中に全身汗だくになって起きることもしばしばあった。頭から上半身、特に背骨が火照って、扇風機や保冷剤で冷やさないと眠れない。それでまた肩がこるのだ。踏んだり蹴ったりだった。

細胞から体を立て直す〝バイオロルフィング〟

今週は、毎週通うピラティスの先生がお休みなので、彼女オススメのバイオロルフィングなるものに行く。

ロルフィングは、地球の重力に対して正しいポジションに戻していくことで、疲れない健康な体作りをする手技だ。私は三十代で十回セッションを受け、体を立て直してもらったはずだった。が……。

加齢には勝てない。健康にいいことをやり尽くしているつもりでも、病気になってしまうのだから。子宮筋腫の自然治癒を狙《ねら》って様々なことにチャレンジし、手術や不妊治療をしないで一児をもうけ自然分娩できたことから、圧倒的な自然療法信奉者になっていた。しかし、今回の一件で、覆《くつがえ》さざるを得なくなった。

一時は心の養生をすることで病気とは無縁の体になると信じ、ニューエイジ系の教えにも傾倒したが、今では「気休め」にしか感じない。なぜなら、では、仏のようにいい人が病気しないかといったら、そうでもないからだ。エゴや驕《おご》りのない聖母のような人だって事故にも遭《あ》うし、年取ったら病気もする。

もし事故に遭ったり病気になったとき、自分がエゴと驕りの塊だったからこんなことになったんだと、「引き寄せの法則」などを信じていたら、いたたまれないではないか。人間は誰だって、この肉体を維持しなければならないかぎりは、多少なりともエゴに走らざるを得ない。自分だけが人様のために生きていたら、自分勝手な人ばかりの中で、理不尽な思いをしたうえ、心身消耗してしまうだろう。

人は一人で生きているわけではないから、周りにいる人間に振り回される。一人だけ崇高に生きようと思ったら、それこそ山にでもこもるしかない。ストレスを感じないように生きたければ、一人で生きる寂しさは我慢しなければいけないし、寂しさが我慢できないなら、誰かと生きるストレスは受け入れなければならない。理想を高く掲げたところで、これが現実なのだ。

生理のたんびに卵巣嚢腫の破裂を繰り返し、激痛で救急搬送され続けるわけにはいかなかった。五十一という年齢を考えると微妙だが、六回リュープリンを打ったところで、確実に閉経逃げ込みできるとも限らないのだ。手術はもちろん怖いが、せざるを得ないし、今後のことを考えると、手術したほうが安心だった。

とまぁ決意を固めつつあるところで、ピラティスの先生はバイオロルフィングならもしかして治せるかもしれない、と言うのだ。バイオというだけあって、紹介されたH田さんは、細胞レベルから立て直す手技で、日本では数少ない博士のような人らしい。

代官山のマンションの一室にあるH博士のスタジオを訪ねると、博士はまだ、準備中だった。寝起きっぽい、洗いざらしのTシャツを着たおじさんが出てきて、

「ロビーで五分待ってくれる？」

と、なさけな〜い感じで言う。おなかが出てて、白髪頭。よく見ると口角炎もできていて、だらしな〜い感じだ。ロルファーといったらもっとしゃっきりスポーティな感じかと思ってた。

五分ロビーで待って、再び訪ねると、今まさにホワイトセージを焚《た》きこめて、スタジオのお清めが完了したところだった。

「はい、じゃあ、短パンに穿き替えて、ちょっと歩いて見せて」

備え付けの短パンに穿き替え、歩いて見せる。ロルフィングでは体の癖やゆがみを見るために、クライアントに歩かせるのだ。

それから二時間半、スタジオにある施術台には寝転ばず、ずーっと、歩いたり、体の色んなところを回したり、ちょっとした運動をしたり、解剖学の本を見ながら体の構造の勉強をしたりした。

「僕もね、胆石があるの。でも、切ってないよ。切った人見るとね、後が良くないんだ。体はやっぱり、できたら切らないほうがいい」

という。私の心は揺れた。揺れたが、胆石も激痛で運ばれるというから、それでも切らないで温存するには、それ相応の根性がなければ無理だろう。

もういい加減疲れたところで、やっと施術台に寝転ばせてもらえ、博士の手技を受けた。右の股関節を、内臓に手を入れるような勢いで調節している。私はピラティスでこの手の手技には慣れているから「うまいな～、さすが博士」と思ったが、知らない人が受けたら「何やってんだろー」と思うだろう。

私は博士とのセッションで、自分の体に残ったトラウマを思い出した。小学校五年生の頃、新しい家で家族と住み始めて、「ご飯できたよ～」、という母の声で階段を駆け下り、踏み外して尾てい骨を強打したこと。

その年の秋、小学校での給食後、盲腸で救急搬送され、手術を受けた。手術後、初潮が始まり、付き添っていた祖父が恥ずかしさのあまり帰って、忙しい母が「全く〜」と言いながら生理用品を持ってきたこと。

「よく話してくれました」

博士は言った。体の痛みに、恥ずかしさや、傷ついたこと、色んなものがリンクして、病気を作り出しているという。それを取り除き、体を調節して、本来の穏やかな状態に戻してあげれば、手術しないでも大丈夫な状態に持っていけると。

「僕だってね、胆石を、細かい砂の状態にしてるから、手術しないでもいられるの」

しかし私は、博士のところに通い続ける気概はなかった。ワンセッション一万五千円で三時間半という、経済的・時間的余裕もなかったし、それで確実に治るという保証もなかったからだ。もし私が三十代、いやさ四十代ならやったかもしれない。でも、五十代でまだ子育て中の私には、体力的な余裕もなかった。

『愛しの筋腫ちゃん』を書いた頃には、ヒプノセラピーで過去のトラウマを抜くための十回セッションも受けた。でも、それは暇で体力も経済力もあり余っていたからだ。

『愛しの筋腫ちゃんPARTⅡ』で「卒業」をうたったが、人生が続く限り、病気からの卒業もあり得ない。今読み返すと、「まだまだ青い、青甘い」と、言わざるを得ないのだ。

編集部注：ヒプノセラピーは、催眠誘導という手法を使って、心身をリラックスさせ、普段眠っている潜在意識の扉を開けて、自分の中に閉じ込めた本当の思いを引き出していく心理療法。

婦人科に卒業はない

子宮も卵巣も取ってしまえば、「婦人科卒業できんじゃん」というチャラ男先生の言葉が頭にこないほど、私の心はかなり卒業間近だった。親友は子宮を全摘した経験者なので、

「取っちゃったら楽になるよ。まぁ自然療法もありだけどさ、両方ね」

と、やんわり勧めた。私も、手術自体は怖くて嫌だけど、かつてほどは悩んでもいなかった。

三十代、四十代の頃は、おなかに傷がつくことがまず嫌だった。美容的なことが気になったし、その傷のせいで殿方に愛されなくなるのも怖かった。しかしおなかに傷なんかなくっても、殿方と腹を見せ合うようなことがなくなって何年もたつと、そんなことはどうでもよくなる。

私はベリーダンスをやっているので、かつては腹を見せられなくなったらどうす

る？　と思ったが、もう何年も、冷えるから腹なんか出して踊っていない。あれだって、アラブやモロッコなどの暑い地方で、腹でも出さなきゃ暑くて踊れないから、出しているのであって、出さなきゃいけない、というわけでもないのだ。

それよりなにより、もう二度と、卵巣破裂による恐怖は味わいたくなかった。もちろん、術前・術後の状態を良くするために、自然療法で最善の手は尽くすが、それだけでもうどうにかなるなんて思えなかった。温存して、また破裂したら、怖すぎる。

化学療法と手術を拒否し、自然療法だけで一年間乳癌を治療した知人は、結局癌が大きくなって痛みも出てきて、手術に向け抗癌治療に踏み切った。私と同じような卵巣嚢腫の破裂を繰り返し、卵巣癌になって手術、抗癌治療をしている中学の同級生もいる。鬘《かつら》をかぶっているから分からないものの、やはり二人とも毛は抜けちゃったらしい。

私はまだ、癌化しないうちに取れるのだから、ラッキーだったと思わざるを得ない。いい先生にも巡り会い、腹腔鏡と内視鏡で取ってもらえるのだ。M田先生に手術をしてもらえるのも、実はラッキーなことだったと後で知った。ネット情報だが、してもらいたくても、他の先生に回されることもあるらしい。

ロータスにて、月一で開催している、ヒプノセラピストの村山祥子さんとのセミナーに、タイミング良く、四十代で子宮と卵巣を全摘したという女性が来た。

「ある日突然、おしっこが出なくなったんです。子宮筋腫が大きくなりすぎて、尿道を圧迫しちゃったんです。緊急手術だったので嫌とかなんとか言ってる暇もなく……」

彼女は夫が大病院の外科医だったため、夫に切ってもらったらしい。

「もう絶対傷は残さないで、キレイに切ってねってお願いして。でもほんとにきれいですよ。今では傷跡も分からないぐらい。ただ残念だったのは、ついでに卵巣も取っちゃったこと。卵巣だけは残してって、言ったんですけどね」

癌化する恐れがあるものはついでに取ったれ、というのはまぁ、医者で、妻のことだったら、やっちゃうだろうなぁと思った。

「私も、前の病院の先生に、ついでに子宮も取っちゃえば、婦人科卒業できんじゃん、とか言われてるんですけど」

と言うと、彼女、

「あら、婦人科は死ぬまで卒業できませんよ」

と言う。

「だって全摘したって膣は残ってるわけですから。私も半年に一度は、子宮頸癌検診に行ってますよ」

「なるほどー！」

子宮も卵巣も取っちゃったところで、膣が残っていれば子宮頸癌の可能性があるのだ。彼女、おきれいでお上品な方だったので、言及はされなかったが、つまり、セックスもできるということだ。ま、私なんかとっくに用ないけどね～。

「卵巣も子宮もある限り、死ぬまで癌検診には行かなきゃならないので、八十代のおばあちゃんもいらしてますよ。しゃっきりお着物着て、きれいですよ～」

彼女もだが、手術後もピルを飲み続けているから、五十代後半でもその美しさを保っているのだろう。本当にきれいで、高校生の息子がいるなんて思えないほどだ。

私自身はそこまでするかといったら、まぁしないと思う。自分の心地よさのために小ぎれいでいたいとは思うが、最早男性に愛されるためにきれいでいたいという気持ちはあんまりないし、むしろイタいから抱かないようにしている。

ファンタジーは気持ちいいが、現実はイタい。いくらあがいても、五十一は五十一なのだ。日本人は男も女も、新鮮な生モノ好きの人種だから、若い、活きのいいのにしか食指が動かない。せいぜい、行って四十代前半で、それ以降は圏外、夫婦間でもセックスレスな人が多いのではないだろうか。

子供がいない仲良し夫婦はお触り程度のことはしているらしいが、子供のいる家庭では、夫婦の寝室が別になったのを境に、指一本触れあうことがなくなっているのがフツーだと思う。いや、うちだけかもしらんが。どちらかが触って欲しい、と思っていたら悲しいが、お互い触って欲しくない、触りたくもない、と思っていたら悲しくもない。

結婚してなくたって、四十代後半からは殿方から相手にされなくなるのだ。かなりイケイケでグイグイ頑張っても、若いイケメンに手を繋いでもらえればいいほうで、路チューなんかあった日にゃあ、話せる限りの友達に話して、友達もまた、おすそ分け気分を味わうことになる。それぐらい、貴重なものと相成っているのである。

稀《まれ》に、年とっても美貌を保つ美魔女さんは、四十代後半でセレブ婚を果したりするが、五十代ともなると、松田聖子や熊谷真実でもなかったら、現実問題厳しいかもしれない。ピルを飲み続けて美貌を保つ、「枯れない花の会」というのがアメリカの上流社会にはあるらしいが、死ぬまで何十年もピルを飲み続ける根気もまた、称賛するに値するではないか！

婦人科の問題は、たんに臓器の問題だけではなく、女性としての存在意義に関わる繊細な問題だけに、扱いが難しいと思う。でも、この年だから言えることは、もし全部取っちゃうことになっても、そんなに悲しくないよ、ということである。リュープリンで偽閉経も体験しているが、ま、なんとか乗り切れる範囲だしね（汗）。

MRI画像に写ったモノ

ＭＲＩは大きい筒のような中に入って、磁気の力で体の細部まで撮影して検査するものだ。体内にある水素原子核が磁気に共鳴して微弱な電波を出し、その電波をＭＲＩが受信して画像にするそうだ。

これを初めて体験したのは十六年前、妊娠できるように子宮筋腫の手術を勧められていた病院にてだった。あれから十六年の歳月がたち、医療機器も日進月歩。以前よりずいぶん検査自体心地よくなった。共鳴させる音がうるさいから、被験者はヘッドホンをつけてもらえ、顔の部分には涼しい風が吹き、足元は温めてある。

検査棟は三号館で、新しかった。ロビーにはタリーズコーヒーもあり、ここに入院できるなら悪くないなぁと思った。病院は、いい先生と看護師さんがいて、安全な医療が受けられることが第一だが、人間とは贅沢《ぜいたく》なものだから、一週間寝泊まりする部屋は、新しくてお洒落《しゃれ》なところがいいなぁと、どうしても思ってしまうのだ。

「おお、手術棟も三号館にある」

私はエレベーターの各階案内を見てつぶやいた。古くて怖い手術室より、どうせ俎《まな》板《いた》の上の鯉《こい》になるなら、最新機器の揃ったピカピカの手術室がいい。


一週間後、三回目のリュープリン注射の際、M田先生は嬉しそうに言った。

「いよいよ手術だね」

MRIの画像を見せながら、

「幸い癌はありませんでした」

と言う。

もしかして癌かもしれない、とは思っていなかったが、癌はなかったのだから、喜ぶべきかもしれない。T病院でも、頼んでもいないのに悪性腫瘍マーカー取られていたし、とりあえず「癌かもしれない」と疑いをかけるのが今の医療なのだろう。

「これ、今日のお土産ね」

そういって、MRI画像のプリントをくれる。骨盤内を横から見た映像で、尾てい骨の内側に、白く大きな袋があった。

「七・五センチ」

右の卵巣は、隣にある子宮筋腫と最早同じぐらいの大きさに見える。一ヵ月前より、だいぶ大きくなっているではないか。やっぱり、切らなきゃどうしようもないのだ、と、改めて確認した。

「あなたの場合、子宮筋腫は切らないでも大丈夫。リュープリンも打ってるし、年齢的にも、だんだん小さくなるから」

「先生、内膜症は？」

私は聞いた。チャラ男先生は、内膜症の治療に黄体ホルモンを使うから、筋腫を切除してからでないと治療できないと言っていた。

「内膜症？　どうかなぁ。これ見ると、そんな感じじゃないけどなぁ。もっとさらさらとした、水みたいなものが入ってるよ」

ほんじゃ、内膜症でもなかったということけ！

「こういうのって、そのうち吸収されてなくなったりしないもんですかね？」

この期に及んで、まだジタバタしている。

「そんなんだったら手術しようって言いませんよ」

M田先生はシレッと言った。先生は、手術を楽しみにしてほしいのだ。それぐらい、自信があるし、また患者のほうも、そういう気持ちで受けてほしいのだ。そりゃそうだよね。嫌がってる人のおなか、切りたくないもんね。

「じゃ、一ヵ月後は九時集合でね。九時ぴったりに来なくても大丈夫。なんとなく十時くらいまでに来て。手術に必要な検査を色々やってもらうからね。昼ぐらいには終わります。じゃ、お注射して」

「ありがとうございました」

M田先生にかかると、自分の病気など大したことないような気がしてくる。盲腸、ぐらいの感じだろうか。サクッと切り取って、またいつもの生活に戻りましょうと。

それにしても、私はまだできたら手術をしないで済まないものかと、心のどこかで思っていた。話題の「ココナッツオイル健康法」でも、ココナッツオイルで長年患った卵巣嚢腫が消えた、という女性の話が書いてあった。が……。

ここ一ヵ月、毎朝ココナッツオイルをトーストに塗り、ハニーココナッツトーストにして食しているが、卵巣嚢腫はすくすく育ってしまっている。リュープリンを打っていなかったら、また破裂していたに違いない。

悪性でも良性でも、腫瘍はやっかいなものだ。自然療法で消えた人もいるかもしれないが、それは実は、稀なケースなのではないか。代官山の手当て整体の先生も言っていたが、「運が良ければ治ります」、なのだ。じゃあ、治らない人は全員運が悪いかと言ったら、そうでもない。治らないのがフツーなのだ。

もちろん、何もしないよりは状態が良くなるから、病気を抱えていても苦しみを軽減できたり、術前・術後の状態を良くしてあげることはできる。でも、今は現代医学というものがあるから、自然療法でどうにもならないものも、どうにかなる。これはまさに、ラッキーなことなのだ。

あるべき臓器はできるだけ切り取らないほうがいい、と、多くの自然療法家は言う。盲腸ですら免疫系に関与する重要な臓器であることが最近分かってきて、「いらない臓器」など、実は一つもないといわれ始めている。

子宮や卵巣も、なんらかのホルモンを死ぬまで出し続けるから、できたら切り取らないほうがいいと。それを考えると、癌でもなく、卵巣一個取るだけで済むわけだから、良かった、と思うべきなのだ。左の卵巣一個と、子宮が残るわけだから。

うだうだ、うじうじ考えながら、私は病院を後にした。

Chapter 5

手術前夜

術前検査でも順番待ち

リュープリンの副作用によるスゴイ肩こりをこらえつつ、私は術前検査の日を迎えた。朝九時にO森病院に行くためには、八時には家を出ねばならない。お勤めの人にはフツーだろうが、居職の私にとって、それだけで背水の陣だ。早く起きていることと、早く出かけることとは、別の次元の問題なのだ。

いつも通り五時半に起きたが、娘の弁当作りと朝食の前に洗濯、風呂掃除をし、メイクを済ませた。お勤めも、このペースならできそうだと、いらない自信を持ったりした。

雨が降っていた。不便な住宅街にある我が家の辺りに、平日の朝はタクシーが走ってないから、通勤客でぎゅうぎゅうのバスに乗り、最寄り駅に着いた。私鉄を乗り継ぎ、病院最寄り駅からはタクシーに乗った。受付を済ませ、

「よしっ、九時ぴったり着！」

と気合いを入れたが、呼ばれたのは九時半過ぎだった。

「じゃ、この通りに回ってきてね」

「はい！」

いい生徒、みたいな調子で元気に挨拶《あいさつ》した。年季の入った看護師さんに、ピンクのラインマーカーで○と、回る順番の印をつけられた病院の地図を持たされ、出発した。

「行ってきます！」

まずは、婦人科外来と同じ階にある、「総合相談」というところだ。相談員さんが各個室にいて、入院、手術、治療に関するもろもろのお話をする。生活習慣や家族構成、嗜好、既往歴などを書き込む問診票を渡され、一週間後の麻酔科外来の際、書き込んで持ってきてください、と言われる。

地図の裏面に大きく、

「お話をお伺いする日時は　月　日　必ずお渡しした『入院前情報用紙』をご持参ください」

と書いてある。

そこに、パソコンを見ながら相談員さんが日時を書き込んだ。

「もし麻酔科外来の時間がかかるようでしたら、先にこちらに来ていただくかもしれません。最初、合同で説明会がありますので、九時までに麻酔科外来にいらしていただかないと、手術が受けられませんからお願いします」

麻酔科……。娘の手術のときにも、前日入院をしなければ麻酔はかけられませんよと、T病院麻酔科の先生に厳しく言われた経験があり、いい印象がない。

「じゃ、次、採血行ってください。その奥の階段上がって、連絡通路を二号館に渡ってくださいね」

「はい」

一号館から徐々に建て増ししたのだろう。各館は連絡通路でつながれていた。

採血センターは、めっちゃ混んでいた。本は持ってきたものの、当分私の順番は回って来なそうだった。痺れを切らし、ここへ来る途中に見かけた自販機で、何かリフレッシュする飲み物でも買ってこようと試みた。

自販機の前では、電子マネーのところにPASMOをかざし、「?」という顔をしているご婦人がいた。なかなか飲み物が出てこないので、諦めて現金で購入して去った。私も、PASMOを一生懸命かざしてみたが、うんともすーとも言わない。諦めて現金で「い・ろ・は・す　スパークリング」を購入、待合室に戻った。

暇つぶしに、総合案内で渡された「入院のご案内」を読むと、自販機のタッチ部分は、この病院内だけで通用する電子マネーカード用だったのだ！

「びっくり〜」

声に出して驚いていると、私の順番が来た。採血が終わった後、

「じゃ横森さん、尿検査もお願いしますね」

と言われたので、尿検査係のところに行く。

「このカップに一目盛りほど採尿したら、ふちを少し折って、この容器に入れてください。名前が書いてありますので、トイレに置きっぱなしにはせず、ここに提出してください。一目盛りだけでいいですからね。たっぷんたっぷんになるまで入れなくていいですから」

返す返す言われるが、たっぷんたっぷんになるまで入れると、こぼす人が多いのだろう。そして名前が書いてあるから、トイレで別の人に見られたら、個人情報漏洩になるのだろうか？　と思った。私を知っている人に見られて、

「ふっ、横森理香、おしっこ、案外黄色いじゃん」

とか、思われたりして。ふん、ビタミン剤のせいだっちゅーの。

私は言われた通り、一日盛りだけ採尿し（寸止め）、紙コップのふちを折り、蓋《ふた》付きビーカーに入れ、提出した。次は心電図だ。

そのまま、同じ階にある心電図コーナーに入った。ここは待ち人も少なく、すぐに私の順番がやって来た。検査技師は、若い男だった。イケメンではないが、ブーでもない。

「はい、ではここに仰向きに寝転んで、手首、足首、お胸が見えるようにしてください」

齢五十一、検査技師といえども成人男子の前で、おっぱいはだけることになんら羞恥心がない。しかしただはだけても面白くないので、心の中で、ふふふっ、私の美乳に驚くでないぞ、とか、今夜、私のおっぱい思い出してコクでないぞ、とか、言ってみる。

「はい、お疲れ様です」

心電図検査が終わり、同じ待合室で、だいぶ待たされた。次は肺機能検査だ。待っている間、持ってきていた『利休にたずねよ』も飽きたので、「入院までにサインして持ってきてください」と言われてもらった、「入院契約書」を読んだ。

「貴院の諸規則に従わなかった場合、また貴院での暴言・身体的暴力、セクシュアルハラスメントや他の患者さんへの迷惑な行動等を行った場合は診療の中断と退院に承諾致します」という項目がある。それを読んで、心に思うだけで口に出さないから、ギリギリセーフ、と安堵した。

個室一泊二万五千円以上！

全身麻酔の安全を図るため、肺機能検査も行われる。これは、娘が全身麻酔で手術する前にもやったが、こんなスポ根もんとは体験するまで知らなかった。小さい子供の検査のときは、風車を吹かせたりする簡単なものだったが……。

検査室に入ると、口でくわえるチューブが差し出され、説明を受ける。不愛想な、肺活量検査だけにどこか水泳のコーチのような若い女性が、

「これを口にくわえていただき、鼻をクリップでつまみますから、口呼吸をしてください。何種類か検査しますので、全部で十五分ぐらいかかります。まず、私が吐いて～、と言ったら、力いっぱいふーっと吐ききってください」

と言うので、言われた通りにした。

「思いっきり吸って～、吐いて～」

「ふーーーーー！！！」

「……音が入っちゃったので、もう一度やり直しますね。ふーって、言わないで吐いてください」

「あ……」

あれは説明だったのね。もう一度仕切り直しだ。

「思いっきり吸って〜、吐いて吐いて〜、もっと吐けるもっと吐ける、はい、まだまだ出てるよ〜。もっと吐けるよ〜。はい、いいです。楽に呼吸してください」

この、もっと吐けるもっと吐けるというのが、まさにコーチのようで、私に「やればできるじゃん」という自信をもたらした。

「ちょっと待っててください」

カーテンで仕切られた向こう側に、ご老人が一人入ってきた。私と同じような説明をして、二人同時進行で検査をするのだが、一日何人もこなしているのだろう。コーチにも、いささかうんざりした調子が感じられる。まぁ、気持ち分かるよなぁ。大切な検査ではあるが、そういう呼吸、慣れてない人に指導してやらせるわけだから。

「はい、いいですよ〜。これで終わりです」

何種類か検査をして、肺機能検査は終わった。

次は二号館の一階に移動して、胸部レントゲンだ。まぁこれは慣れているから、どうってことない感じで終わった。検査技師は若い男性だったが、着衣なので冗談も出てこない。金属のホックなどついたブラは外さなければならないが、私はユニクロのブラトップだし、カットソーのワンピース、そしてスパッツなので、何も脱ぐ必要がなかった。

しかしレントゲン装置に胸を当ててから、

「あの、髪留めを取ってもらえますか？」

と言われた。盲点だが、唯一バレッタに金属がついていた。

そこから渡り廊下で一号館に戻り、最後に入院予約をする。残念なことに、私の入院する病棟は古い二号館で、しかも、病室は、究極の選択だった。

「六人部屋は無料なんですが、あとは二人部屋か個室になります。ご希望は？」

「え？　四人部屋とかないんですか？」

パンフレットには、四人部屋三千二百四十円〜と書いてある。

「この病棟にはございません」

「六人部屋ともなると、隣のベッドとの距離はかなり近いでしょうね」

「はい。でも、歩けるようになったらデイルームのほうでおくつろぎいただけますので」

「デイルーム……あの、婦人科に入院した場合、十二歳以下の子供はお見舞いに来られないんですよね」

「そうですねぇ。エレベーターホールまでになります」

「この、九階、泌尿器科、婦人科という病棟だったら、大丈夫なんですか？」

「はい。先生から西の八階か九階というオーダー入ってますから、九階でも大丈夫です」

「じゃ、九階にしてください。個室っておいくらですか？」

パンフレットには個室一万八百円〜三万九千九百六十円と書いてある。一万八百円と三万九千九百六十円じゃ、えらい違いじゃないか。

「二万五千五百円です」

げー！　一泊二万五千五百円なんて、結構いい旅館かホテルに泊まれるぞよ。

「二人部屋は？」

「一万九百円です」

まぁ一万九百円なら、ビジネスホテルでツアーの相部屋、と考えれば納得できる。

「個室はお高いので、二人部屋がなかったら六人部屋でお願いします」

「そう希望出しておきますね。どの病室が空くかは、前日分かりますので、お電話でご連絡します。何時に来ていただくかも、病室の空き状況で決まりますので」

二人部屋か六人部屋の二択でお願いしたものの、私はずっともやもやしていた。やっぱ無理しても個室にしようかな……なんか混んでるみたいだし、隣が気をつかわなきゃいけない感じの患者さんだったら術後しんどそうだし……、とか、色々悩んで考えあぐねていたのだ。

前みたいに緊急入院ではなく、計画的な入院・手術となると、こんなことまで悩まねばならない。目ぇつむって一週間やり過ごせばいいや、と考えられない時間的余裕があるのも困ったものだ。

しかし、どう考えても、あの古い病棟だ。六人部屋はさすがにキツイけど、個室二万五千五百円、やっぱり払う気しねー！　と思って、同意を求めようと親友にメールした。親友も子宮全摘の際、二人部屋だったような気がする。すると、

「個室なんてもったいないよ。病院も商売だからさ、取れるところからは取ろうとす

るんだよ。六人部屋無料が奉仕で、あとは商売なんじゃん？」

と即答が。確かに、大病院を運営していかねばならないし、多くの患者さんを救わねばならない、ということを考えると、泊まる側も、究極の選択を迫られてしまうのだ。

「毛は、剃りますか？」

入院予約を終え、婦人科外来の待合で小一時間待つと、名前を呼ばれた。術前検査の結果が出たのだ。

M田先生が書類を差し出して言う。

「はい、横森さん、すべて問題なかったです。呼吸機能も肝機能もばっちりだし、貧血もない。ヘモグロビン値なんか十四・五もあるからね。あり過ぎるぐらいだ」

「すごい！」

私は数値を見て驚いた。自分史上最低の貧血から、自分史上最高の血に登りつめたのだ。どーりで、先刻採血したときに、血の色が見たこともないほど濃かったわけだ。

「この間入院したときひどい貧血だったから、嬉しいです！」

「蛇口を止めてるからね」

と言って先生は微笑んだ。ホントに生理っていうのは、女の人の血を奪ってしまうものだと、痛み入った。リュープリンの副作用はひどいが、御利益《ごりやく》のほうが高い。

「肺もきれいだし」

胸部レントゲン写真のコピーをくれる。

「ま、こんなの見ても分かんないか……血液型はB型、＋」

「はい」

「手術の前日入院してもらって……あ、あと麻酔科は七月四日に行ってもらってと。手術当日は安静。翌日から歩いてもらって、食事が出始めます。夕方点滴終了、術後二日目からは内服薬、普通食、病棟内の行動制限なし。三日、四日と、ここで退院できます」

先生は「婦人科腹腔鏡手術を受けられる方へ」と書かれたスケジュール表に赤いボールペンで日にちを書き込みながら説明する。術後五日目に退院とプリントには書いてあるが、矢印を書いて、四日目に「退院」と書き込んだ。

それから先生は「手術承諾書」を差し出した。

「それでね、こういうのにサインしてもらわなきゃなんないの。こういうことが起きないように、こちらもよく気を付けて手術をするわけだけど、一応ね」

「はい」

その、最悪こういうことも起こり得る、という内容のものは、まぁ読めば読むほどいやんなっちゃうが、それでも破裂の再発を考えたら、手術を受けざるを得ない。

「手術は、どんな風におなか切るんですか」

先生は子宮の構造がプリントされている薄緑色のメモ用紙に、赤いボールペンで簡単に腹部の絵を描いた。お臍《へそ》はバッテンだ。

「お臍の下にカメラが入ります。ここが一センチ。両脇から手が入るのが五ミリ、右下から切った卵巣を取り出すのが一・五センチ」

あ、案外小さいけど、四ヵ所も穴を開けるのね……。

「毛は、剃りますか？」

素朴な質問をしてしまい、場が白ける。

「全然っ」

と、先生は言い、助手のコナン先生は、無言・無表情でパソコンに向かっていた。

「はー、良かった。もし剃るとしたら、もう、この年でハイレグデビューかと思っちゃいましたよ！」

なんて、時代考証（バブル）要のジョークを言えるような雰囲気ではなかった。

「あとね、手術まで仕事し過ぎないようにして。手術の前に仕事詰め込んで、ボロボロの状態で来る人が多いの」

先生は最後に言った。

「自重します」

と言い、私は診察室を後にした。

雨が降っていた。病院からタクシーに乗り、最寄りの駅ビルでラーメンを食べた。先生が書いたメモ用紙は、ツムラが婦人科に出しているものらしく、婦人科系臓器の構造がイラストで描いてあった。

裏返すと、婦人科の病気のイラストが描いてある。かなりグロい。卵巣嚢腫のところに、茎捻転《けいねんてん》（三六〇度）と書いてある。

「これも痛そうだな……」

卵巣嚢腫は、正常卵巣より何倍も大きく、私のと同じように真ん丸に膨らんでいる。

「筋腫分娩って……」

怖くなって、私はプリントを全部しまった。インフォームドコンセントは大切だが、逆に素人が、色々知り過ぎるのも良くないなぁと思った。素人だけに、恐怖が増す。手術承諾書に書かれた内容も、読めば読むほど怖かった。

ここの腹腔鏡手術は、おなかに炭酸ガスを注入し、腹壁を持ち上げて視野を確保する方法で行うらしいのだが、「その際、なんらかの理由で多量のガスが血管内に流入した場合、臓器の梗塞《こうそく》を起こすことがあります。この場合、非常に重篤《じゅうとく》な状態になることがあり、早期発見に努めると共に、適切な処置を行います」なんて書いてあるのだ。

まじかよ？　炭酸ガスでおなかを膨らまして？　なるほどー、とも思ったが、そんな怖いことするんだぁ、と、恐怖に震えた。確かになぁ、おなかの中、ちっこいカメラ入っても、内臓ごちゃっとなってるところを、どうやってカメラが進むのかと思っていたら、そういうことか。うまい！　でも、そんな事故もあるなんて！

何かが起こった場合、命の危険にさらされる上に、その処置をするのにまたお金がかかるわけだから、患者にとって手術はありがたくはあるけれど、マジで負担の大きいものだ。経済的負担をすべて夫が担ってくれる裕福な専業主婦ならともかく、独身でも既婚でも働く女性は、そのぶん頑張って仕事をせねば、と思うと、術前に働きすぎてしまうのも当然だろう。

私は、前回二回の入院では気にもしていなかった、高額医療費の限度額適用認定証を交付してもらうべく、文芸美術国民健康保険組合に電話をしたのだった。

全身麻酔で〝チューブ星人〟に？

手術を受ける人は術前に麻酔科外来に行き、合同説明会を受けねばならない。朝九時の集合時間に遅れると手術を受けさせてもらえないかもしれないので、絶対に遅れないようにと、総合相談係から言われていた。

なので、かなりの緊張感を持って九時ぴったりに麻酔科外来に赴いた。が、そこは意外とゆる〜い感じで、手術を前にした患者さんたちが集まっていた。スクリーンを前にした薄暗いコーナーで、色んな人がまったりとパイプ椅子に座っている。

「では始めさせてもらいます。麻酔科の○○です」

説明するのは女医さんだった。私はなぜか麻酔科は神経質な男の人という印象があったので、少し驚いた。途中で入れ替わり、二人目のドクターも女医さんだった。一人は神経質そう、一人は普通の大人女子で、まぁ専門医というだけでタイプ分けはできないのかもしれない。

スクリーンには手術室が映し出され、どういう場所でどのように手術が行われるかが説明された。「麻酔説明書」という小冊子も渡され、ついでに「救急救命士　気管挿管実習に関するアンケート」なるものも渡される。

当院においては手術室において全身麻酔時に救急救命士が気管挿管を行う実習を受け入れております。そこで……つまり、練習させてくれないか？　というお願いだった。いやいやいやいやいやいや、他のことならともかく、ちょーっとこれは。私はすぐさま、「協力は遠慮したい」、に○をつけた。

ただでさえ、全身麻酔で気管挿管され、それだけでなく胃管挿入までされるのだ。全身麻酔時に胃液などが逆流し気管内に入る危険を回避するため、中のものを吸い出しながら手術するらしい。

気管挿管は術後喉《のど》の痛みやかすれが起こることもあると書いてある。そんなもん、うまい人にやってもらわなきゃ、怖すぎるではないか。歯のぐらつきなどあると危険なので、説明会の後には、衛生士さんによる歯の検査も予定されている。

「病室から手術室までは、看護師が付き添い、移動していただきます。手術台は手術がしやすいように、大変幅が狭くなっていますので、看護師がお手伝いをして……」

人一人がぎりぎり寝転べるぐらいの幅で、ホントに「俎板」っぽい。親友のお母さんが癌の手術をしたあとで、「もう絶対にイヤだ」とその後手術拒否をした気持ちが分かる。「裸にされて、括《くく》り付けられて、あれこそ俎板の上の鯉じゃない！」と……。

手術室には前開きのパジャマか浴衣、手術着（レンタル）を着て、下着はつけない。尿道カテーテルをつける手前、パンツも穿けないのだ。つまり素っ裸なのだが、「手術中にお体が冷えないよう、温かい風の吹いたシートをかぶせます」という。布団乾燥機みたいなものか……。

「深部静脈血栓予防のため、両足に圧を加える機械をつけます」

足にそれこそ布団乾燥機ブーツみたいなものを穿《は》かされ、じっとしたままの際起こる、エコノミークラス症候群を予防するのだという。これ、親友が手術したあとにもつけられていた。見たときはびっくりしたが、今では手術の際、誰でもやるものらしい。

全身麻酔は点滴に麻酔薬を入れられ、約一分で寝てしまう。それから気管挿管されるので、怖いとか痛いとかは感じないらしい。心電図他、色々なモニターを装着し、人工呼吸器（術後は酸素マスク）をし、尿道カテーテルをつけて、まさに、誰かがネットで書いていたが、〝チューブ星人〟のような状態になるのである。

「ご希望の音楽などあれば、CDかiPodを持ってきていただければ、おかけできます」

と言うが、部分麻酔の人はともかく、あっという間に意識がなくなっちゃう全身麻酔の人なんか、持ってっても意味ないのでは？

「麻酔による死亡率は約十万人に一例、飛行機で旅行する際の事故の発生率と同じです」

スクリーンに表が映し出され、一番危険なところに「ヒマラヤ登山」とある。「合併症がある患者の心臓手術」は「軽飛行機、ヘリコプターの搭乗」と同じくらいリスクが高く、「元気な患者の全身麻酔」は「大型航空機による旅行」と同じ。まず安心していいということなのだろうが、一〇〇パーセント安全とも言いきれないと説明している。

説明会のあと麻酔科医による個人面談があるのだが、ここでまた「麻酔に関する説明と承諾書」にサインを求められる。もう嫌でも怖くてもサインするしかないのだ。

「手術時間はどれぐらいですか？」

「あ、先生に聞いてませんか？　一時間か、長くて二時間ですね、手術が終わりそうになったら先生が指示を出しますから、術後十分後に目が覚めるよう、コントロールします」

目が覚めたら人工呼吸器を外して、酸素マスクに替え、大丈夫そうだったら病室に移動するらしい。

歯の検診は、ぐらつきを見るぐらいの簡単なものだった。

「あの、口角炎がなかなか治らなくて、六月の歯の定期検診の際にも、口を大きく開けられないから、レントゲンが撮れなかったんです。人工呼吸器つけるときに切れたらと思うと不安なんです。ワセリンとか塗ったら、呼吸器つけるのにぬるぬるしちゃってダメですよね」

「ワセリンは、たくさんつければいいってものじゃなくて、マメに薄くつけるのがいいんです。口角炎は舐めない、ワセリンをマメに塗る、がポイントです。唾液が口角を浸食しちゃうんですよ。人工呼吸器を固定するのにテープを使ったりするので、もしかしたらワセリンはだめかもしれないですね。これは確認します。もし手術中に口角が切れても、術後院内に口腔外科があるので大丈夫ですよ。手術の際重要なのは麻酔の安全性ですから」

「ですよね〜」

もう、口が裂けるとか、陰毛剃るのか？　とか、そういう下世話なことは問題外なのだ。

手術室看護師による面談というのもあった。

「手術は砕石位《さいせきい》（仰向けになって、膝を曲げ両足をあげる体勢）で行います。手術台の横にこう、足を固定するものをつけてですね」

と言うので、ハテナと思った。内視鏡じゃなくて腹腔鏡で卵巣だけ取るのに、なんで、砕石位で手術しなきゃなんないんだろうか。もし必要なら膣からも内視鏡を入れて作業するのだろうか。もう手術当日までM田先生に会う機会もないし、もうこの辺は、入院してから病棟の看護師さんによく聞いてみようと思う。

『愛しの筋腫ちゃん』でおなじみ、村山さんのヒーリング

稚書『愛しの筋腫ちゃん』でおなじみ、ヒプノセラピストの村山祥子さんとは、ほぼ毎月ロータスにて行われるインタラクティブ・セミナーでお会いしているが、ヒーリングを受けるのは久しぶりだ。

『愛しの筋腫ちゃんPARTⅡ』で、「卒業」と銘打って村山さんの住む霧島に行って以来、ヒーリングは受けていなかった。「もう、理香さんは自分の思う通りに生きていいよ」と言われて、ヒーリングからは卒業したはずだった。

しかし私が手術することになり、「手術前にヒーリングしようか？」と言ってくれたのだ。色々な修行で精神的成長があって、スピリチュアリティが高くなったって、肉体レベルのことは死ぬまで怖い。肉体を持っている限り、怖いもんは怖いのである。

村山さんは霧島に移住してから、しばらく私の事務所で東京セッションを行っていたが、やはり落ち着かないということで、以来溜池山王《ためいけさんのう》のANAホテルのスイートルームを借り、行っている。ANAは現在インターコンチの経営になり、村山さんはクラブインターコンチの会員だから、この日も三十五階のスイートルームで、階下に都心の風景（国会議事堂入り）を眺めながら、セッションするに至った。

エネルギーヒーリングをするときは、足がちゃんと床に着く椅子に座り、両手を膝の上に、手のひらを上に向けて置き、目をつむる。そして、名前を三回言う。

「横森理香、横森理香、横森理香」

病院の検査で言い慣れているので、滑舌が良い。手術当日も、患者の取り違え防止で麻酔前に名前を言わされるらしい。

「はい、もう目を開けていいですよ。お喋りもしてていいよ」

というわけで、長年の付き合いだけにべらべらお喋りをしながら、小一時間ヒーリングをしてもらった。

「うわっ、エネルギーすごいねー。こんなー？」

村山さんは両手を広げて、私の周りに丸を描くようにして言った。

「すごい元気だねー。こんなんだったら、もう絶対大丈夫だよ」

確かに、私は前回の入院後、毎週山田先生に整体をやってもらっているし、体調が物凄くいいのだ。リュープリンの副作用によるひどい肩こりとイライラ、早朝覚醒はともかく、食欲もありよく眠れて（夜中に起きてもメラトニンを飲んでまた寝ちゃう）、ベリーダンスもほぼ毎日踊っているし、たまにヨガもやる。

疲れないように仕事の時間は減らしているが、毎日快調に原稿も書き、出かけてもいた。この日も、あんまり暑いんで、村山さんの泊まるＡＮＡホテルのプールで夕方泳ごうよと、娘も連れて来ていた。

手術・入院でバケーションにも行けないし、娘も夏休みは塾通いとボーイスカウトのキャンプだけだ。可哀想というのもあるし、自分も、束の間のバケーション気分を味わいたかった。

「卵巣嚢腫って、こっち側だっけ？」

「うん、そう」

「ちょっと見てみるね」

村山さんは透視もできるので、卵巣嚢腫の様子を見てみると言う。

「あら～、どてって、後ろのほうに寄っかかっちゃってるよ」

「あー、やっぱりまだ癒着してんのかな」

「ちょっと起こしてみようか」

といって背中のほうから手のひらを向けて風を送っている。

「あ、起きた起きた」

そう言い手を放すと、

「あ、ダメだまた寝ちゃった」

と言う。なんか、私の頭の中には、美魔女雑誌『美ＳＴ』の連載漫画『ホルモンヌちゃん』みたいなキャラの「卵巣ちゃん」が浮かんだ。それも、もう疲れてクタクタの卵巣ちゃんだ。

「もう、やなんだね。働きすぎちゃって、疲れちゃったんだよ、右の卵巣ちゃん」

村山さんは何も言わずに笑っている。

「そろそろ成仏させてあげないと……」

卵巣ちゃんはきっと、一年ぐらい前から、生理のたんびに信号を発していたのだ。ボロボロの体から、「あ、ごめん、ちょっと漏れちゃった」、「あ、ごめん、また……」

と。そして一月にドドーンとお漏らしし、さらに三月は「ゴメンもう無理……」と悲鳴を上げていたのだ。

「お母さんも卵巣嚢腫切ってるのね。たぶん同じ側だと思うのよ」

「うん、肉体レベルの病気は、ＤＮＡの影響が強いからね」

「でもそれ二十代のことだから、私はよくこの年まで引っ張ったなーって」

しみじみ、長年頑張ってくれた卵巣ちゃんに、ありがとうと言いたい気分だった。

しばらくして村山さんは、パチパチ、年季の入った指ぱっちんで私のエネルギーフィールドの結界を閉めた。

「じゃ、ちょっと頭下げて。セパレーションしますね」

セッション後、村山さんはお友達と麻布十番の焼き鳥屋さんに行ったから、私は娘とプールに入った。真夏日の夕暮れ、水温は低く、涼しくてちょうどよかった。既に人もまばら。遊び足りない小さな子供たちが、お母さんの「もう出るわよ〜」という掛け声に逆らって遊び続けているだけだ。

娘は毎夏、ホテルのプールに行くと必ずやるお寿司屋さんごっこを延々としていて、唇を青くした。ビート板に座ってプールを浮遊しながら、もう一枚のビート板を飯台にして、「へいお客さん、何になさいますか?」と近寄ってくるのだ。私は「あー、今おなかいっぱいなんで寿司いりません」と拒否し、泳ぎ続けていた。

平泳ぎ、背泳ぎ、クロール、そしてドルフィンスイム(バタフライの簡単なやつ)……手術が終わったらまた泳げるようになるのだろうか、という一抹の不安をどこかに残しながら、私は自由に泳げる気持ち良さを味わっていた。

〝つながること〟で体を健全にするソースポイント・セラピー

術前、毎週通うピラティスのコーチ酒井さんが、最近できるようになったワザ、ソースポイント・セラピーをしてくれた。このセラピーの目的は、「人間の健全な情報を含むユニバーサル・ブループリントとつながること」で、病気を自然治癒させることができるそうだ。ブループリントは〝青写真〟のことで、体の設計図みたいなものだと言う。

人間のエネルギーポイントにアプローチすることにより、体とブループリントがつながるだけで、その人の状態を健全なものにしてくれるらしい。どこにいって治癒を促し、何を治さねばいけないかは、このユニバーサル・ヒーリングエナジーが知っているので、施術者は、つなげるだけで「治す」意識は持っちゃいけないのだとか。

仰向けに寝転んで、まずお臍の右側に、酒井さんが手かざしをする。しばらくして、次は足裏のほうから、そして左脇、頭頂、最後にお臍の上に、何かをつまむような指の形にして手をかざし、手のひらで蓋をする。

ちゃんと勉強して訓練された人は、静かなところでエネルギーの流れを見ながら、一時間くらいかけて行うのだが、酒井さんいわく、

「誰でもできるから、手術前と後に自分でやっといて」

と、やり方を教えてくれた。


〈ソースポイント・セラピーの行い方〉
①Order　お臍の高さの体の右側、体の表面から三〇〜六〇センチほど離れたところに手かざしする。ユニバーサル・ブループリントとつながる。
②Balance（グラウンディングポイント）　足裏から三〇〜六〇センチ離れたところに手をかざす。自分ではできないので、それをイメージする。ブループリントの情報を体に流し込む。
③Harmony　お臍の高さの体の左側、体の表面から三〇〜六〇センチ離れたところに手かざしする。ブループリントにアクセスしてグラウンディングした健全な情報

を活性化する。

④Flow　頭頂から三〇～六〇センチ離れたところに手かざしする。体中に新しい情報が流れ込み、トランスフォーメーション（変容）する。

⑤Navel　お臍（Navel）の上、三〇～六〇センチ離れたところに、何かをつまむような手の形をして臍に向ける。神聖なる知性、気、ユニバーサル・ヒーリングエナジー、生命の息吹などとつながる。最後に手のひらで臍に蓋をする。

以上がソースポイント・セラピーのやり方だが、ちょっと難しいので手術当日までに練習して、できるようにしておこうと思う。なんか、出産の前みたいだ。出産は自然分娩だったから、陣痛中に使おうとアロマテラピーグッズやらバランスボールやら、ベリーダンスのCDやら色々持ってった。結局何も使わずに四時間半で超安産だったが……。でも、備えあれば憂いなしだ。

「いつ手術だっけ？」

酒井さんが聞く。

「七月二十五日。〝時間を外した日〟だよ」

私は自慢げに答えた。

「いい日にするねー。私とカズちゃんの結婚記念日」

「あ、そーか！」

十九歳年下の旦那様カズちゃんとの結婚記念日は毎年旅行に行くことにしていて、今年は出雲大社にお参りだそうな。

七月二十五日は「十三の月の暦」でいう「時間を外した日」で、七月二十六日から始まる新年の前に、「時間を忘れて好きなことを愉しむ日」とされている。一ヵ月二十八日、一年が十三ヵ月の太陽太陰暦は、酒井さんの誘いで勉強した。人間が生産性UPのために作ったグレゴリオ暦に対して、自然な暦だ。

この暦を使い始めると、宇宙・地球とのつながりが意識できるようになり、環境にも自分にも優しい生き方ができるようになる、ということで学び、ロータスもこの暦で活動している。酒井さんとも、もう長い付き合いだ。

「全身麻酔で一度死んで、生きかえってくるよ」

「必ず戻ってきてね」

酒井さんのちっこい目がキラリと光った。

「十三の月の暦」の講師ちゃー先生も、ご自身がかかっている医療気功の先生に、私の手術のことを告げると、こんなメールをいただいたそうだ。

「体にメスが入ると、気の流れとか変わってしまい、調子を崩す人もいると思いますので、ご自身でレイキを流しておくと、術後が楽になると思います。

基本的には、帯脈《たいみやく》といって、おなかに腹巻をしているような感じです、体の両サイドから、腰骨を両手で包み込むようにして、感じてください。おなかのまわりを、帯を巻くように流れている気脈なので、帯脈といいます。

体の中で数少ない、横向きの気の流れです。とっても大切な流れなので、術前から確保しておいたほうが後々楽です。右回りとか、左回りとかは、横森さんなら分かると思います。

おなかの上に手を置いて、おなかから背中側への流れを、くるくるとイメージするだけでもいいです。

それと、お臍に手を置き、お母さんとの臍帯《せいたい》をイメージして、つながりを意識して、術前に感情の整理を少ししておくとよいと思います」

帯脈の流れを感じてみようと、両手を腰骨の横に置いてイメージしてみた。ベリーダンスのベーシックムーブ、ヒップサークルの動きでいつも気の流れをイメージしながらやっているから、右回りでも左回りでもお手の物だが、腰を動かさないでやってみると、イメージをしづらいほうがある。イメージしやすい回り方のほうがマルなのだろう。

母と臍の緒で繋がっているというイメージングは意外と簡単で気持ち良く、やろうと思えばいつでもすぐできた。死んだ人はいい思い出しか残さないというがホントだ。生きているときは憎ったらしかったが、お臍に手を置くと、いつでも微笑んでいる、頼もしい母の顔が浮かぶ。それを思い浮かべただけで、安心なのだ。母は強し。死んでなお、永遠に、子供を守るパワーに満ちている。さすが、生命の源！

手術までカウントダウンという時期になって、今更、という感じだが、とっても大切なところに腹腔鏡といってもメスが入るわけだから、術前術後の手は尽くさねばと思う。

ポラリティ・ヒーリングで術前ケア

ポラリティ・ヒーリングもエネルギー療法だ。その施術者になったアキコは、元々私の本の読者でベリーダンスを始め、同じ師匠ミッシェルのところで何年も一緒に踊っていた。その後、ロータスを一緒に始めて、今は独立して六本木にサロンを構えている。

姉貴ぶんの私が心配らしく、高齢出産して育児中の多忙な身でありながら、時間を見つけてはロータスに踊りに来て、ついでにポラをやってくれるのだ。術前ポラはさることながら、手術後はやはり、細胞がショックを受けている状態らしく、すぐヒーリングしたほうが楽になるという。

手術の一週間前、術前ポラをしにアキコが来てくれた。いつもはベリーを踊った後にサクッとしているが、この日は踊りの時間が過ぎてからロータスに来た。

「今日はね、理香さんの手術がもうすぐだから、何をやっといたらいいかを、うちの僕ちゃんをモデルに研究して来たんですよ」

　僕ちゃんとは旦那様のことだ。

「そしたら、五分もたたないうちに、早く行っておいでよ、君は踊ったほうが解放されるんだからさ、なんて言いだして……」

「へー、そんな優しいこと言ってくれるんだぁ。やっぱり、嬉しいんだね、奥さんになんかやってもらえると」

　酒井さんも、ソースポイントを毎日旦那様にやってあげてるそうだ。それがたとえ練習でも、世の旦那族というのは、奥様の意識と手が自分に向かっていると嬉しいものなのだなとしみじみ……。

「じゃ、理香さん、始めますね」

「よろしくお願いします」

　ロータスではいつも床にヨガマットを二枚敷いてやってもらうが、村山さんのヒーリングと同じで、施術中はお喋りしてていい。この日はお顔リフトアップのロータスセラピストもいたから、三人でお喋りしながらやってもらった。

「わ、すごいね、今ここからエネルギーが下にがーっと流れましたよ」

「この間ソースポイントやってもらったせいかなぁ」

「さすが、色々やってるだけのことはありますね」

確かに、私は治療家に恵まれているので、術前ケアが充実していた。

「理香さん、足は冷えてないね」

「うん、今ベリー踊ったばっかりだし、なんせ暑いのよ」

ただでさえ毎日蒸し暑く、リュープリンの副作用でホットフラッシュもあって、毎日だくだく汗をかいていた。

「あ〜、やっぱり右がなんとなく流れ悪いですね」

「そうだねぇ、卵巣嚢腫が右側だから」

今回に関してはもう、やっぱり切らないほうがいいのでは？　とは思えなかった。切り取ってもらったほうが、絶対に調子よくなると思う。二度の激痛・入院だけでなく、過去一、二年を振り返っても、どうにもこうにも、右側が具合悪いからだ。腰も右側が変だし……。

「わ、やっぱりすごい出てくるね」

アキコが私の恥骨上に手を当てて言う。

「何がですか⁉」

横で見学していたロータスセラピストが聞く。

「うん、こういうことは、普通のクライアントには言わないんだけど、理香さんは分かってるから、お伝えするんですけど……ゴホゴホッ」

アキコが咳込んで、お水を飲む。

「邪気なんです。それを取ってあげる私たちも、自分の体から出さなきゃいけないから、咳込んだりするんです。だからお水と飴は、セラピストの必需品なんですよ」

「なるほどー」

「山田先生も村山さんも、この辺にピリピリした熱いものがたまってるって、取ってたよ。やっぱり、相当悪いんだね～」

ここまで悪いと、リュープリンの副作用を耐え、とうとう手術を受けられることをありがたいと思う。

「理香さん、卵巣嚢腫がどの辺にあるか、分かりますか？」

「うん、実は仙骨の真裏に回りこんじゃって、子宮筋腫の後ろにいるの」

ＭＲＩで見た状況を伝えると、アキコは、クリスタルの剣のような棒を取り出した。

「なんですか、それ？」

ロータスセラピストの目が光る。

「クリスタルはね、中にあるいらないものを出してくれるんです。じゃ、理香さん、右を上にして横になってください」

アキコはそう言って、クリスタルの棒を私の仙骨裏に当てた。

「私もね、お産で入院してたとき、持ってったんですよ。それで、ずっとベッドの下に置いておいたんだけど、退院後、割れちゃったの。邪気を吸い取ったクリスタルは、お役目を終えて割れちゃうんですよ」

「あ、じゃあ私もクリスタル持ってっとこう。シンガポールで買った、サンスクリット語が彫られてるクリスタルのネックレス、病院とかに行くとき持ってったほうがいいって言われてたんだけど、今までお蔵入りしてた」

「うん、それ、絶対に持ってったほうがいいです」

しばらくクリスタルを当て、施術は終わった。アキコはできたら手術の前後、翌日は必ず病院に来てくれると言う。

「絶対大丈夫ですよ！　理香さん」

そういってぎゅーっと、私をハグしてくれた。友情とは、何て力強いんだろう。涙が出そうだったけど、ぐっと堪《こら》えた。私が泣いてしまっては、みんなが心配になる。

Chapter 6

さよなら、愛しの卵巣ちゃん

いよいよ入院

全身麻酔のため前日入院しなければならず、病室と入院時間は入院の前日に知らされると言われていた。「六人部屋が空いてなければ二人部屋を希望」と伝えていたら、二人部屋となった。入院時間は午後一時だ。

旅慣れているので、荷造りは当日の午前中にした。前回の入院後、必要なものはすべて購入済みだし、簡単だ。いつも通り、娘と夫が塾と仕事に出かけてから、ばたばたっと荷造りし、暑いし荷物も重いので、タクシーで病院に向かった。

まず入退院センターで手続きをし、病棟に向かう。割り当てられた二人部屋は、ナースステーションのすぐ脇だった。すぐ病棟の看護師長がやってきて、

「この環境をお選びになったというのはどういう理由で？　個室のほうがよろしければ転室もできますが」

と言う。間髪入れず、

「この部屋で十分です。ナースステーションも近くて安心ですし」

と言った。一泊二万円以上もかかる個室なんか泊まってたまるか。病棟は恐ろしく古い。九階だから景色はいいが、エレベーターホールにゴキブリまで出るぐらいだ。それに二人部屋でも私一人だった。だったら個室と同じで、個室より広い。

建設当時は洒落ていたのだろう。病室のドアは木製、洗面台の鏡は丸く、裸電球が鏡の上についていた。私は蛍光灯の色が嫌いなので、家の照明もすべて白熱電球にしている。だからこの黄色っぽい光が気に入った。

洗面台横には古い木製の洋服ダンスまでついていて、そこに荷物を整理して入れることができた。

「二時半になったら病棟オリエンテーションがありますので、デイルームにお集まりください」

看護師にそう言われる。病棟オリエンテーションとは、その日入院する患者さんたちに、病棟内の設備を説明する会だった。

二時半になりデイルームに行ってみると、そこはかなり広く、いくつものテーブルと椅子、ソファがあった。流し台と給湯器、トースター、レンジ、自販機、無料の飲み物ベンダーがあり、食事も希望ならここで摂《と》れるという。家族やお見舞いに来た友人たちと語らうことができ、手術の際、親族はここで待つこともできる。

この病院は古いが、そういうところが良くできていた。T病院にはそういった施設はなく、ナースステーション前に多少の椅子やソファがあるだけだった。給湯器も湯たんぽを作る給湯室にあるだけだったから、とてもそこでハーブティーを淹《い》れて飲む気にはなれず、今回のために携帯用ミニ湯沸し器を買っておいたぐらいなのだ。

飲み物ベンダーに白湯《さゆ》もあるから、これは必要なくなった。パン食だったら、トースターを使って焼くこともできるじゃないか。私は早速、自販機でO森病院オリジナルパッケージのミネラルウォーターを買い、写メを娘に送った。

この病棟は泌尿器科と婦人科が半分ずつ入っているので、入院患者にはおじいさんとオジサンが半分いた。私の入った二人部屋はなぜかオジサン側だった。病棟を一周回って、色々と説明を受ける。

シャワーが浴びられない人のために洗髪台が、男性トイレの入口にあり、その奥に採尿・蓄尿コーナーがあるのはいかがなものかなと思ったが、まぁ私はシャワーが浴びられるので問題なかった。

お風呂は、かなり広かった。浴室ドアはサッシの引き戸で、木枠。中はタイル張りで三人ほど入ってあまりあるほどの大きさだ。浴槽もあり、きれいに掃除してあった。

「明日手術の方は、今日必ず入浴してください」

と言われ、心躍った。地方の安宿に宿泊するみたいだ。

オリエンテーションが終わると順番に身長と体重を測る。またまた、収監された気分だ。病室に戻る前、ナースステーションで入浴予約表に記入するのを勧められた。夕食の前に入りたかったが、すでにいっぱいだったので、七時に予約する。

病室に戻って、暇なので入院計画表をおさらいした。

「夜、腸内洗浄、朝、腸内洗浄って、二回も浣腸するんだ……」

私はお通じがいいほうなので、自力でスッキリ排便すれば、問題ないような気がするが、全身麻酔のため弛緩《しかん》して、万が一手術中にお漏らししてしまっては、手術に支障があるのだろう。

「横森さん、お臍のお掃除しますね〜」

看護師さんがやってきて、オリーブ油と綿棒でお臍をこちょこちょしてくれた。

「お臍からカメラを入れますからね、よくお掃除しておかないと……感染予防なんですよ～。後でお風呂入ったときに、お臍もよく石鹸で洗っておいてくださいね」

そうか。昔の親は、臍ごまは取ると力が抜けるから、取らないほうがいいと言ったものだが……。

看護師さんから渡された「入院診療計画書」というのを見ると、主治医のところに知らない先生の名前が書いてあり、主治医以外の担当者名というところにM田先生以下四人の先生の名前が書いてあった。ベッドにつけてある札も確認すると、やはり担当はDr．T橋と書いてある。

「えっと、主治医はM田先生じゃないんですか？　今までM田先生に診ていただいてたんですが」

私は思わず看護師さんに聞いた。

「教授先生は病棟には来られないので、T橋先生が担当されるんだと思います」

「え、でも手術はM田先生にしていただけるんですよね？」

知らない先生にいきなりメスを入れられるのは嫌だった。

「手術は一人じゃできないんで、M田先生も入られると思いますよ」

でも主治医がこの先生ってことは、執刀医もこの先生ってことだよな。私は不安になり、スマホでＤｒ．Ｔ橋を検索しようとした。

そのとき、トントン、とノックの音が聞こえ、妙齢のイケメン・ドクターが現れた。

主治医はイケメン・ドクター

年の頃なら三十代なかばだろうか。

「こんにちは。主治医のT橋です」

爽やかに挨拶するそのさまは、某美魔女雑誌の人気連載『Mr．シングルからのプロポーズ』に出てきそうな感じだった。

「あー、良かった、手術前にお会いできて。知らない先生に手術されるの嫌だったんで、これで安心しました」

私はスマホの画面をそそくさと隠しながら、正直なところを言った。

「大学病院の体質もあると思うんですが、M田先生はほかにも色々やることがおありなので、病棟にはいらっしゃれないんです。手術にはもちろん入られますが、責任者が僕ということで……」

「はい、お願いします！」

納得いったような、いかないような……、とにかくイケメンだったので快諾した。

すかさず親友にメールした。

「主治医は若いイケメン・ドクターだった」

間髪入れずに返信が来た。

「だったらいいってことでもないと思うが」

イケメンだから許す、というのは最早オカマの域だ。

「でっもー、ブサイクに手術されるより、イケメンのほうがいいじゃない？」

私の中の、オカマが言った。女も五十過ぎると中性化がハンパでない。

夕方六時、夕食が運ばれる。病院食は、驚いたことにうまかった。普通に和定食で、酢の物も煮魚も美味しかった。もちろん薄味だが、だしがちゃんときいているので美味しく食べられる。しかも量が「中」と指定されていて、ちょうどよかった。これまでの、拷問のような大盛り病院食は、なんだったのだろうか。

夕食後、浣腸。トイレ横の処置室に連れて行かれ、施術台に横になって浣腸をされる。市販のイチジク浣腸ぐらいなものかと思っていたら、注射器（大）で結構な量のグリセリンを入れるので、入れてる最中にもう出そうになった。

「すみません、もう出そうです」

「我慢してくださいねー。トイレに行って、このタイムウォッチが三分切るまで我慢してからお願いします」

「無理」

「じゃあ、できるだけ我慢してから出してください」

「はい」

浣腸が終わると、私はトイレに駆け込み、十五秒ほど我慢して、出してしまった。そのあとおなかが痛くなって、何度も排便。腹痛はしばらく続き、苦しんだ。

「出ました。おなか、痛いです」

「ごめんなさいねー、あっためたら少し良くなると思うので、今ホットタオルを」

と言い、夜勤の看護師さんはホットタオルをビニール袋に入れて持ってきてくれた。翌朝もまた浣腸をされたが、このときは最初から浣腸液を温めて入れてくれたので、おなかは痛くならなかった。だったら最初から温めて入れてくれればいいものを！　これから手術を受ける人は、浣腸液を温めてくれと所望したほうがいい。

夜から朝の十時までに、ＯＳ－１という経口補水液を五〇〇ミリリットル二本、飲まされる。午後一時の手術予定で、十時以降は飲み物も口にしてはいけない。朝ごはんはもちろん出ない。

十時には点滴。点滴の針は、また入らなかった。

看護師さんは、右手と左手の何本かの血管に針を刺してみたが、どこにも入らない。

「ごめんなさいねー、手術前にこんな痛い思いさせちゃって」

「慣れっこですやさかい……」

「手術用の針なので、血球が通る太さなんですよ〜。普通の点滴の針より太いんです」

「血球が通る太さって……」

「輸血が必要になった場合のためなんです」

この、輸血が必要になった場合、開腹手術に変更になった場合、と、いちいち親族の承諾書が必要なので、手術の際は親族が付き添わねばいけない。携帯電話の連絡ではサインができないので、手術中は病院内で待っていなければいけないのだと。

「先生呼んできます。先生なら……」

看護師さんは小走りに走って、お手すきの先生を呼んできた。中年の無精ひげの、苦み走った、ダンディズムなドクターだった。

「はい、こっちの手をぎゅーっと握って離して握って離して」

ドクターは血管をぽんぽんはたきながら言った。

「手術だからね。何が起こるか分からないから、太い針刺しておかないと。はい、もう大丈夫」

無事に、手術用の点滴針も入った。

しかし、手術の直前に輸血も必要になるかもしれないし、開腹手術に変更されるかもしれないと言われると、必要以上に腹括るしかなかった。もう、どうなってもいいや、と思うしかないというか。それより、普段ほとんど会話のない夫に、手術前から手術が終わるまでいてもらわねばならないことのほうがストレスだった。

親友も付き添うつもりで休みを取ってくれてるが、親族でないとサインができないので、やはり夫に来てもらわねばならない。それでも、親友がいてくれたほうが、夫と二人きりになるよりましだったので、できるだけ早く来てほしいとメールした。

「わかっただよ」

しかし、親友は遅れた。いつものことだ。情の篤《あつ》いいい奴だが、時間にはルーズなのだ。

昼前にアキコが来て、術前ポラをしてくれた。十二時半には夫が来て、いつも通りの無表情で、ｉＰａｄに顔を埋めたまま、一言も喋らず、デイルームで待機した。一緒にいないのもなんなので、私も前に腰掛けて、雑誌を読んで待った。時計を見ると、もうすぐ一時だ。

「トイレ行ってくんね」

術前に用は足しておくこと、と書いてあったので、そうした。浴衣には点滴の前に着替えてあるし、髪も指示通り横位置でゴム結びしてある。準備万端だ。

笑いに包まれる手術室

「横森さん、お時間です」

前の手術の進行状況で前後すると言われていたが、ほぼ時間通りに看護師さんがデイルームに呼びに来た。私と夫は立ち上がり、あとをついてエレベーターに乗った。若い看護師さんと私はお喋りを楽しんでいたが、夫は三歩下がってｉＰａｄを見たまま無言で歩いていた。

入院していた古い二号館から、渡り廊下を渡って新しい三号館に行き、手術棟に向かう。入口はオートロックになっていて、看護師さんがカードキーでそれを開けた。

「手術の途中でご主人が呼ばれた場合は、インターフォンで名前を言ってください。中から開錠されます」

中に入ると、広々として明るいエントランスに、柄物のカラフルな手術服を着たＴ橋先生と、茶髪のギャル麻酔科医が迎えに来た。頭にはオレンジ色の紙製の、シャワーキャップみたいなものをかぶっているので、最初誰だか分からなかったが、事前に挨拶に来た担当の麻酔科医だった。ニコニコと明るく、今時の女医さんだと感心した。

「あら〜、帽子かぶってるから誰だか分からなかったわ」

と、オバサン調にコメントする。ギャル麻酔科医はニコニコ笑っていた。楽しそうで、仕事の前の緊張感ゼロだ。

手術着の柄とカラーは色々あって、お花だったり、海の生物だったり、鳥類だったりして、それは好きなのを選べるみたいだった。ナースステーション内の看護師さんたちも同じユニフォームを着ていて、なんだか外国の小児科に来てしまったような気分だ。

追っ付け、M田先生がマスクを外しながら、

「いや〜、今日は暑いね〜。表なんかすごい暑さだ」

と言いながら登場した。私は嬉しくなって、夫に、

「こちらM田先生と、T橋先生」

と紹介した。夫は無言で会釈した。寡黙な男である。

「じゃ、行ってきます」

私は夫に挨拶をして、M田先生と手術室に向かった。

手術室への廊下も明るく、キラキラしていた。M田先生の診察室もそうだったが、M田先生がいるだけで、そこは安心オーラで輝いてしまうのだ。私は小走りにM田先生を追いかけながら、お喋りをした。

「一日に四本も手術するなんて、すごい集中力ですね〜」

「全然。これから四本でも大丈夫ですよ」

シレッとそういう。手術室に入ると、

「M田先生、今日は可愛いですねー」

と手術室の看護師さんが歓声を上げた。お魚柄の手術着のことだろう。

「あ、今日も、ですよね」

笑いが起こり、手術前の緊張感はない。ドラマ等で恐怖感を煽《あお》る手術の映像を見ているから、恐怖と緊張の場を想像するが、実際は楽しい雰囲気だった。

準備をしていた看護師さんに手術着でカバーされ浴衣を脱がされ、手術台に寝かされて手術着をかけられた。最後に見たのは、M田先生が退屈そうに時計かモニターかなんかを見ている横顔だった。

気が付くと、もう手術は終わっていた。「眠くなりますよ〜」とも、なにも言われてないし、い、いつの間に……。M田先生はすでにおらず、右横で知らない先生がお片付けをしていて、左横でT橋先生とギャル麻酔科医がお喋りをしている。アフリカがどうとか。旅行の話みたいだ。

「アフリカに行ったとか、言ってませんでした？」

私は聞いた。ギャル麻酔科医は、

「夢ですよ♡」

と明るくいいながら、私の喉からするするっと管を抜き、酸素マスクをかぶせた。人工呼吸器は思っていたよりずっと細い管で、口の中心ではなく右横から出ていた。声嗄《が》れも全くしていなく、普通に喋れた。

「切ったの、見ますか？」

T橋先生が聞く。

「はい」

ジップロックに保存液とともに入れた、白っぽい臓器を見た。

「これが卵巣で、これが卵管です」

白っぽい臓器の横についてる血の管みたいなものが卵管らしい。

「実際はもっと大きかったんですが、中身を抜いてから取り出しています」

「むむむむ」

なーんて言うわけないが、どちらにせよ、気持ち悪かった。

しばらくして、病室に運ばれた。移動し始めると、振動もあり傷が痛んだ。

「先生、おなか、痛いんですけど」

「麻酔が効いていなかったら、激痛ですよ。切ってますから」

つまり、切りたてだから多少痛くても当然だと。

後から気づいたが、手術が終わると病棟の看護師さんが病室のベッドを押しながら迎えに来て、そのまま寝かされるのだった。起き上がれないので状態は分からなかったが、T字帯というものを穿かされ、尿道カテーテルが入っているので尿意は感じなかった。

「痛かったらこのボタンを押してくださいね。痛み止めが追加されます」

と、手元にカートリッジを渡された。そのボタンをカチッと押すと、点滴に痛み止めが入るらしい。何度押しても出過ぎることはなく、痛みを我慢する必要はないという。

病室にガラガラと運ばれながら戻る途中、T橋先生から夫と親友がジップロックに入ったブツを見せられ、説明を受けているのが見えた。二人とも神妙な顔をしていたが、私の手術中には、隣のベッドに運ばれたナゾのおばあさんの話題で盛り上がっていたようだった。

駆けつけてくれたアロマセラピスト

二人部屋の隣のベッドには、昨夜遅く胃潰瘍で救急搬送されたおばあさんが入った。

「すごいよー、話してること」

夫と親友は、そのおばあさんと看護師さんとのやり取りに聞き耳を立て楽しんでいたらしい。私が手術から戻ってくると、それを話したくて仕方がなかったが、術後は看護師さんが三十分おきに血圧と体温を測りに来るので、なかなか核心に触れられない。やがて夫が立ち上がり、

「んじゃ俺、仕事戻るわ」

と言った。娘は夕方まで、夫の事務所近くの塾の夏期講習に行っている。

「じゃ、私も行くわ。スマホ、手の届くところに置いとくね」

と親友も立ち上がる。二人とも私が大丈夫そうなので、早々に引き揚げた。

今日はベッドの上で安静にしていなければいけないので、隣のおばあさんと病院とのやり取りに耳を傾けながら、うとうとしていた。なんでも生活保護を受けているので、入院治療費は病院から役所に請求しないといけないらしい。しかもばあさん耳が遠いから、みな大声で喋る。

一人暮らしで外出先から搬送されたから、パジャマも歯ブラシも持ってなく、手持ちの小銭で歯ブラシと歯磨き粉を下の売店で買って来てもらえないかとヘルパーさんに頼んでいる。ベッドがここしか空いていなかったから、とりあえずここに入ったが、明日には外科病棟に移るらしい。ちょっと羨《うらや》ましかった。親友曰《いわ》く、生活保護を受けていると医療費はタダ、しかも外科病棟は新しい三号館だ。

「もうすぐ到着します！」

面会時間ぎりぎりになって、アロマセラピストのプラハからメールがあった。金曜は忙しいから行けないかもしれないと言っていたのに、やりくりして来てくれたのだ。手術直後に足と頭に気功を施すと、麻酔も早く体外に排出され、術後の経過がすごく良くなるという話を、アキコに聞いてプラハに言ってあった。アキコは午後から用事があって来られなかった。

「八時となりました。御面会の方は、速やかに退出してください」

と放送がある中、

「はいはい、分かりましたよ」

と言いながら、プラハが足に気功を施す。

「うわ、すごいね〜。こういうことなんだー」

なにが？ と聞く気力はなかった。私はただ友達が無理しても来てくれたことが嬉しかった。そしてこれをするのとしないのとでは、本当に全然違うと思うのだ。

「じゃ、横から頭触るね」

プラハがベッドの柵から手を差し出して、頭に気功を施す。ものの十分だったろうか。

「はい、じゃ、行くね」

「ごめんねー、忙しいとこ、ありがとー」

「今日は時間なかったから、また来るよ〜」

と言って風のように去っていく。チチンプイプイをしに現れた妖精みたいだった。

夜勤の看護師さんが夜の回診に来たとき、お尻が濡れているのが分かった。

「すみません、血が結構出ちゃってるみたいなんですけど」

と言うと、布団をめくって浴衣を広げ見てくれる。

「あら、ホントだ。たぶん中からも切ってるから、出血しちゃってるんですね。T字帯脱いで、オムツ穿いちゃいましょう」

既に尿道カテーテルも入ってるから、オムツがイヤとか言ってらんない。オムツでも浣腸でもなんでもアリだ。

私はオムツを穿かされ、痛み止めのカートリッジボタンをプチプチやりながら、一夜を明かした。時々、ゆっくりと寝返りを打ちながら、隣のおばあさんの長〜いオナラの音などに耳を傾けていた。

寝返りは、血栓予防のため手術直後から打ったほうがいいと言われていた。起き上がるのだけがNGで、ベッド上では動いたほうがいいと言うのだ。足には術前から、血栓予防の加圧ストッキングを穿かされている。親友が子宮全摘の手術をしたときに穿いていたような、ポンプの付いたブーツ状のものは、術前検査で血栓が発見された人が穿くものらしい。私のは足先に穴の開いたハイソックスで、穴が開いているのは足の指や爪の色を見るためだと言う。これは翌朝、尿道カテーテルが取れて自分で歩けるようになったら脱いでいい。

翌朝、夜勤の看護師さんが朝の検診に来たとき、ザバーッと尿バッグから尿を別の容器に移していた。

「結構出てますね〜」

私は驚きの声を上げた。知らないうちに、大量の尿が溜まっていた。なんだか恥ずかしかった。

「たくさん出るのはいいことです」

でもすみません、と言いたい気分だった。尿道に何か入っているという違和感はなかった。痛み止めのせいもあるかもしれない。

「十時頃には、カテーテルも取れますからね。点滴は夕方まで続きます」

娘と朝のメールをやりとりしながら、十時を待った。日勤の看護師さんが来て、

「あら、もうなくなってるね。これも取っちゃいますね」

と言い、痛み止めのカートリッジを取った。

「じゃ、起き上がってみましょうか」

起き上がってみたが、おなかの傷はほとんど痛くなかった。

「じゃ今度は立ち上がってみますが、気を付けてゆっくりね。ここが肝心なんです。全身麻酔のあとは、ふら～っと、立ちくらみで倒れちゃう人もいるから危ないんです」

「はい」

気を付けて立ち上がった。全然大丈夫だった。

「じゃあトイレまで歩いてみましょう」

看護師さんに付き添われて、トイレまで歩いた。別に普通だった。おなかも痛くない。それよりも、妙な肩こりと片頭痛が気になった。

術後二日目、フツウに歩き、流動食を満喫

肩こりと片頭痛の原因は、腹腔鏡手術の際おなかを膨らませた炭酸ガスのせいだった。もちろんガスは抜いてからおなかは閉じるのだが、残りの炭酸ガスが上に上ってきて、肩や頭が痛くなったりするのだと。横隔膜もナニゲに痛い。

「あんまりひどいようでしたら、湿布薬も差し上げられますが」

と言われたが、そこまでではない感じだった。

「歩けましたね、じゃ、カテーテル取ります」

看護師さんに付き添われてトイレまで歩けることを確認すると、便座に座ってカテーテルを取ってもらう。紙オムツを破り脱ぎ、相手の目線に股を開いて座る。医療行為じゃなかったら、正直最悪だ。

「カテーテルの先にプチトマト大の風船がついていて、出ないようになっています。

その水を抜くと、管が外れます」

説明しつつ、水を抜く注射器を用意する。なんの感覚もなく、ぷるん、と、管は抜けた。見ると、ずいぶん太いゴム管だ。尿道って、結構太いのね、と思った。

「あ〜、すっきり。これでもうパンツが穿けますね」

「しばらく下からの出血が続くと思うので、ナプキンをしてくださいね。人によっては、二週間ぐらい続く方もいらっしゃるので」

そんな話は術前に聞いていなかったので、ナプキンは用意してなかった。

「持ってないので、下の売店で買ってきます」

と言うと、術後二日目は「病棟内行動制限アリ」なので、売店には行けないと言う。病棟のヘルパーさんにお金を渡して買ってきてもらう手もあるが、このときは、ナースステーションに退院患者の置き土産があったので、三個もらえた。

「カテーテルを外したあと最初の尿は、ちゃんと出るかどうか確認するために、この蓄尿器に全部溜めて、終わったらナースコールしてくださいね」

と、プラスティックの尿カップがある場所を教えてくれる。トイレ内に「尿カップ置き」という台があり、常々気になっていたが、こういうことだったのか。

「尿道カテーテルしたあとに、おしっこがうまく出なくなっちゃう方もいらっしゃるんですよね」

ふだん無意識にしている排便、排尿、放屁が、病院では特に重要なのだ。

部屋に帰ってパンツを穿き、ナプキンを仕込んだ。歩いたほうがいいというので、とりあえずデイルームまで歩いて行ってみた。うろうろしていると、同じように何もやることがなく、おなか痛そうによちよち歩いている大人女子がいたので、立ち話する。

「へぇ、昨日手術だったのに、そんなに平気そうに歩けるんですか」

「うん、腹腔鏡だったからね」

彼女は開腹手術だった。やはり卵巣嚢腫だったのだが、術前検査で癌の疑いがあったので、開腹手術で子宮まで全部取っちゃったのだと言う。私の場合は、まぁ不幸中の幸いだったのだろう。

部屋に戻って、アキコにメールする。午後になったら息子ちゃんをパパに預けて来てくれると言う。四十七歳の高齢出産だから、息子はまだ二歳半だ。雑誌を読んだりしながら尿意が来るのを待ち、トイレに行った。

尿カップには、結構な量のおしっこが溜まった。尿検査では紙コップに少ししか採らないし、いつも流しちゃうから分からないが、人間のおしっこって、たくさん出ているのだ。恥ずかしいような、嬉しいような。

「ちゃんと出ましたー」

看護師さんに報告する。

「良くできましたー」

と、言ってくれるわきゃないが、言ってほしかった。

腹腔鏡手術の場合、翌日の朝からもう流動食が出る。流動食も、O森病院のものは美味しかった。具なしのお味噌汁で、だしもちゃんと美味しいのだ。それにジョアやら、牛乳やらがついていて、普通に美味しい組み合わせだった。昼から五分粥。すべてのメニューに、私は持参したココナッツオイルを混ぜた。

ココナッツオイルは細胞の再生を助けるらしいので、傷の治りが良くなるに違いない。振りかけてみるとサラダはもちろん、和食のおかずでも意外とイケて、ゼリーやヨーグルトに混ぜるとココナッツフレイバーでさらに美味しかった。

病棟内でデイルーム以外行くところもないので、ベッドの上で「和みのヨーガ」の

CDをiPodで聞きながらやった。肩回しなどすると、肩の痛みが軽減されると、看護師さんも言っていた。傷が気になるからさすがにヨガのポーズはできなかったが、あとは簡単なセルフマッサージなので、ほとんどのプログラムは実践できた。「和みのヨーガ」も「ブループリント」も「おなかの気の流れの確保」も終わり、やることもなくゴロゴロしていると、アキコがやってきた。

「あら、理香さん、元気そう！」

「うん、痛みもほとんどなくて。今朝は片頭痛あったんだけど、ぶらぶらしてたらなくなった。肩と横隔膜は痛いけど」

アキコは「暇でしょうからこれ」と言って、女性週刊誌と五十代向けファッション誌を買ってきてくれた。そしてポラを始めると、

「理香さん、すごくエネルギーのバランスがいいですよ。ここ二年ぐらいずっとやらせてもらってますが、一番いいです」

と言う。やはり、取ったほうが良かったのだろう。腫れものになる前に、エネルギー的なアンバランスがきっとあったのだ。ま、今となっちゃ後の祭りだが。

夜にはシャワーも浴びられた。今時は手術の傷も「キズパワーパッド」みたいなも

ので貼りつけてあるので、防水だし、傷の消毒もない。中にはジェルがついていて、一週間後までそのままにしておくのだという。絆創膏《ばんそうこう》の上から見ると、腫れているし結構痛々しかったが、ショックを受けるほどの傷でもなかった。

術後説明でもらった〝証拠写真〟

術後三日目の日曜日、休日だというのに主治医のT橋先生が出勤し、術後の説明をしてくれた。入院していた二人部屋のすぐ近くに、だだっ広いカンファレンスルームがあった。そこに入り、説明を受ける。まずは、

「上手く切っていただいて、術後の経過もすごくいいです。ありがとうございました」

とお礼を言った。三日目にはもう、本人的には退院してもいいぐらい回復していたのだ。「病院内行動制限ナシ」になったので、下の売店と三号館のタリーズにも行った。

「癒着がひどかったので、それを剝《は》がしてから卵巣嚢腫を取りました」

「時間はどれぐらいかかったんですか?」

「手術自体は三十四分です。癒着がなかったらもっと早く終わっていたかと」

「すごい！」

術前説明で一時間か二時間ぐらいかかると聞いていたので、驚いた。

「全国平均でも、短いほうだと」

T橋先生も嬉しそうだった。それから、

「こういう写真は滅多に見られるものじゃないと思うので、記念にどうぞ」

と、腹腔鏡カメラで撮られた、私の内臓の写ったえぐいカラープリントを渡された。最初から最後までの工程が分かるように、十一枚の写真で構成されている。

一番最初の写真の、真ん中で赤く腫れているのが、「愛しの筋腫ちゃん」だった。これまでCTやMRIの白黒映像では見たことがあるものの、生々しいカラー写真は初めてだった。

筋腫ちゃんはツヤツヤしていて、力強く、現役バリバリな感じだった。その裏から白い卵巣が顔を出し、普通サイズの左の卵巣、腫れている右の卵巣、と写真が続く。その次は薄い膜がはったような写真があった。

「これが癒着です」

「やっぱり、前回の破裂による出血が原因なんでしょうか」

「それだけではないと思われます」

「一年ほど前から、生理のたびに消化不良になって、それがどんどんひどくなってったんです。生理のたびに少しずつ、卵巣囊腫から中身が漏れ出てたんでしょうか」

「そうではなく、内膜症の影響だと思われます」

「やっぱり内膜症？　内膜症の原因ってなんなんですか？」

「諸説ありますが、いまだ原因不明なんです。生理の際の血が逆流するという説もあって、その血が、ホクロみたいに転々と他のところに飛び散るんです。で、周辺臓器、例えば腸とかにもですね、内膜ができてしまう。それが生理の際に出血するんです」

すべての病気の原因は「冷えとストレス」という、東洋医学の説明とはえらい違いだ。

「卵巣に内膜ができた場合を、チョコレート囊腫と言うとネットで見たんですが」

「正しくはチョコレート囊胞、と言います。中身がこれ、古い血の塊ですね。これを出してから、吸い取って、卵巣を取り出しています」

腫れた卵巣から、ドロドロッとレバー状の血の塊が流れ出た写真もある。

「卵巣は七・五センチとＭＲＩでは出てましたが……」

「実際にはもう少し小さかったです。生理を四ヵ月止めてますので、筋腫も卵巣嚢腫も小さくなっています。今後、生理が来なければ、すべての症状が改善するんですが……」

最後に切り取って、取り出したものをガーゼの上に載せた写真で、カラープリントは終わっていた。すごい〝証拠写真〟だ。

「一ヵ月後の検診の際、血液検査をして、ホルモン値を測ります。これ以降の診察も僕が担当になりますが、それは大丈夫ですか？」

「もちろんですとも！」

Ｍ田先生は、私が色々聞くと、説明するのがめんどうくさそうだった。Ｔ橋先生はまだ若いからか、懇切丁寧に説明してくれる。そしてその回答がよどみなく、信頼できた。

「ホルモン値を見て、今後生理がいつまで続くか検討します。もし続くようなら、また同じような症状が起こってくる可能性もあるので、生理を止めます」

「またリュープリンですか！　あれは肩こりやホットフラッシュがひどくて」

「更年期症状については漢方がよく効きます」

「漢方も、こちらで出していただけるんですか」

「はい」

「でも、右の卵巣を取ったってことは、生理も一ヵ月おきになるんですよね」

「ところがそうではなく、一つの卵巣が二つ分活躍してしまうケースもあるので、毎月来る方もいらっしゃるんです」

「え〜⁉」

そんなに頑張らなくてもいいよ〜、この年で、そんなに性能よくなくても……。

「なので八月、もしかしたら生理があるかもしれません。生理のような出血があった場合は、教えてください」

「今も出血してるんですが、それは……」

「それは手術の際についた傷からの出血です。卵巣は子宮の裏についているので、子宮を持ち上げて、取り出してるんですね。その器具を下から入れているので。徐々に量は少なくなって、長くても二週間ほどでなくなると思います」

「はい、今も生理の終わりぐらいの出血量です」

「ただ運動は、一ヵ月お休みしてください。シャワーはいいけど入浴も一ヵ月お休みです。下からの感染が心配ですので」

「軽い運動ならいいですよね」

ヨガやピラティスやベリーダンスを、一ヵ月も休むなんて、考えられなかった。

「ダメです。傷は小さくても、奥まで切ってますから。一ヵ月休めば、あとは何やってもいいんですから、我慢しましょう。マッサージとかはいいですよ」

爽やかに淡々と正確なことを言う先生だが、チャラ男先生みたいに甘やかしてくれない厳しさを感じた。ま、医者としては当然か。

教授先生の大名行列

入院中、山梨の中学の同級生二人がお見舞いに来てくれた。一人は私と同じ、卵巣嚢腫の破裂で緊急手術をしたら、生体検査で癌が見つかり、再度全摘手術を受けた。その後一ヵ月に一度の六回の抗癌剤治療が三月に終わるというので、湘南に住む同じ中学の同級生と山梨に見舞いに行こうとしていたら、私が入院してしまった。

彼女も癌とはいえやたら元気で、私のお見舞いにかこつけて上京したいのだという。何十年ぶりかで会う彼女は、まぁオバサンにはなっているものの、変わらぬ面白さと優しさで嬉しくなった。

抗癌剤治療で髪は抜けたが、既に五分刈りほど生えている。ニットキャップをはずすと、まるでお洒落でショートヘアにしている人みたいだった。

「卵巣嚢腫の破裂ってハンパじゃなく痛いよねー」

「うん、私なんか救急隊員にお姫様抱っこで搬送されたよ」

「えぇー、いいなぁ。私なんかおんぶだよ」

「え、だっておなか痛いのにおんぶじゃ痛いじゃん」

「そうだよ。オジサンの背中におなかが当たったとき痛くて泣いたもん」

我が家は狭い階段を三階から下りなきゃいけないので、お姫様抱っこじゃオジサンの足元が危なかったのだろう。

腹腔鏡手術は三十四分で済み、傷口も三センチぐらいでもう痛くない話をすると、

「いいなぁ。私なんか癌だったから、がっつり縦に三十センチぐらい切ってるよ。リンパ節まで取ったから、手術も八時間以上かかったんだよ」

おなか開けて八時間なんて、麻酔の量もハンパじゃないし、リスクもぐっと高く術後の回復も厳しいだろう。その上抗癌剤治療だ。しかし目の前の友人は、全然ボロボロでもないし、元気で楽しそうだ。

「でももう今なんともないの?」

と聞くと、

「うん、人間の回復力ってものすごいものがあると思ったよ」

と笑いながら言う。

「じゃあもうほんとに治ったのね、大丈夫なのね」

と、子供みたいに確認した。まさか、自分がそんな年になるとは思っていなかったが、「同級生が次々に……」という言葉が頭をかすめる。いや、まだ早い。だから、同級生が大丈夫なことを確認したいのだ。

「うん、大丈夫だよ」

私たちは中学時代の思い出を語り合った。彼女と私はフォークデュオを組んで、学園祭で歌ったことがある。そのときのオリジナルソングを、デイルームにて耳元で歌ってくれた。

「覚えてる？　理香が作った歌だよ」

「忘れてた～」

相変わらずの澄んだ歌声が、私の心に沁みた。術後は面会で疲れてしまうから、一時間を限度として早々に引き揚げる、というのが来訪者の気配りらしい。二人も小一時間で行ってしまった。お見舞いのお花と、お土産の印伝の小銭入れを置いて。彼女が好きな、そして私も好きな薔薇《ばら》の柄だ。

しかし一時間では全然話したりないから、秋口に今度は私たちが山梨に行くことになった。湘南に住む友達も、帝王切開で開腹手術をしたあと、何度か腸閉塞になって入院している。お墓参りがてら温泉に一泊して、語り明かそうという計画だ。

「みんなで温泉入ってさ、傷の見せあいっこだ」

そういって別れた。

術後四日目に退院決定となり、最終日、T橋先生が来た。といっても、顔見に来ただけだ。

「いかがですか？」

「お陰様で、大変調子いいです。痛みもほとんどありません」

「そうですか、良かった」

「先生、一つ質問していいですか？」

「いいですよ」

「先生は何歳？」

「もうすぐ三十六になります」

「いい年ですね」

まさに妙齢、若くなく、年とってもなく、勢いと落ち着きを身に着けた年頃だ。

「ま、本人はまだ若いつもりで頑張ってますけどね」

ふっ、と爽やかに笑う。完璧すぎるぜＤｒ．Ｔ橋。

「あと、今日は回診があります」

「Ｍ田先生来ますかね？」

「僕は来ませんけど、Ｍ田先生は来るかもしれません」

あの、教授先生を筆頭に十人ぐらいの先生がぞろぞろ回診に来る大名行列を一目見たいのと、Ｍ田先生にも会いたかったから、先にシャワーを浴び、新しいパジャマで待った。

「こんにちは～」

爽やかな声でカーテン越しにお目見えしたのは、知らないオジサン先生だった。

「調子はどうですか？」

ニッコリ笑ってそう聞く。

「お陰様で、大変よいです」

「そうですか、良かった……可愛いお花」

テーブルに飾ってあるお花に目を落とし、爽やかに去って行った。カーテンの向こうにぞろぞろ先生たちが行列しているのは、あとでトイレに行ったとき確認した。病室から溢れて廊下待ちしている若い先生までいるぐらいだ。まさに大名行列。しかし、なんの意味があるのだろうか。

退院日、土用のウナギにビールで乾杯！

隣のベッドに入院した謎のおばあさんはあっという間にいなくなり、あとは個室として二人部屋を使わせてもらった。木製のドアを閉めておいても文句言われないから、娘にＤＶＤを借りてきてもらって、イヤホンなしで堪能した。『ウルフ・オブ・ウォールストリート』、『ゼロ・グラビティ』、『そして父になる』。

飛行機内での過ごし方と一緒だ。時々、エコノミークラス症候群予防に歩いてみたりする。地下の売店には日参した。ここの病院は古いが、売店も充実していて、目の前で焼いているベーカリーもある。訪問販売限定のヤクルト４００、デパ地下でたまに入手する「極々果実ちゅうちゅうゼリー」の清見タンゴール、松屋の牛丼まで売っていた。

二号館は古くて汚いが、ちょっと歩いて三号館まで行くと、タリーズがあった。ここまで来ると都会的なビルの中でお茶をしている俗世の空気を味わえ、気分もスッキりした。お見舞いでもらった雑誌も読みつくし、もー、やることないなぁ、と思ったところで退院だ。しばらく重いものは持たないでください、と看護師さんに言われていたので、術後三日目の午後は荷造りをして、夕方来た夫と娘に持って行ってもらった。

すぐ退院するからもう来なくていいよ、と言っていたのに、親友は猛暑の中、日曜の夜も来た。「すげ～暑さだよ、表は」と、文句言いながら。文句言うなら来なきゃいいのに、と思ったが、気持ちはありがたかった。ちょうど山田先生が来た時間と重なったので、お喋りに花が咲いた。山田先生も親友も江戸っ子なので、気が合うのだろう。山田先生は主に患部に手かざしをして、最後に両手で骨盤を寄せていた。

入院中にアキコのポラリティ・ヒーリング二回、プラハのプチ気功、山田先生の整体気功と手は尽くした。T橋先生の手術も上手かったが、おかげで一二〇パーセントの回復をもって、予定通り術後四日目に退院できた。夫もなんだかんだで毎日来てくれ、家のこともちゃんとやってくれたから、家族がいて良かったなと実感した。

入院当日は、激しい夕立があって、洗濯物もベランダに干していたラグやクッションも全部濡れてしまったと残念がっていたが、それ以外は父子で楽しくやっていたようだ。

私は束の間の休日を楽しんでいた。九階の病室からは、雷の大スペクタルショーが見られたし、手術翌日は、彼方にちょこっと、隅田川の花火も見られた。これが今年の夏休みかと思うと悲しいが、手術が成功したことがバケーション＝ギフトだと思おう。

退院当日は、着替えて十時まで待ち、三号館の支払機で精算、病棟に戻って忘れ物チェックをして、タクシーで最寄り駅まで。電車に乗ってフツーに帰宅した。朝も暇だったので、立ち話で友達になった大人女子を部屋に連れ込み、お喋りした。なんと彼女は、小学校低学年で卵巣嚢腫になり（そんなことあんのか！）、摘出手術をしたのでその後卵巣一つで初潮も迎えた。以来毎月生理があったという。

「あー、じゃ、私もあるかもなぁ。もう、なくてもいいんだけど」

「私はないよ。だって全部取っちゃったもん。スゴイよー、傷」

彼女は、癌の疑いがあるから子宮全摘手術を受けたが、生体検査の結果を待って、今後抗癌剤治療するかどうかは決まるという。

「腹帯とかしてるの？」

腹腔鏡手術では腹帯をしないが、開腹手術の人は腹帯をつけるらしい。

「うん、してるよ、見る？」

彼女はパジャマの前をあけて、コルセット状の腹帯を見せてくれた。

「傷も見る？」

「うん！」

「わー、まだ血の匂いがするわ」

と言いながら、彼女は快く傷を見せてくれた。

「わー、ホントだ、結構ガッツリ行ってるねー」

私と同じ、キズパワーパッドで覆われてはいるが、縦二十センチほどあった。

「こんなんだから、あと一週間入院なの」

「頑張って！」

彼女は婦人科系だけじゃない、小さい頃から色々病気してるのに、やたらと明るい。見舞いに来た旦那様も見たが、仲睦《むつ》まじく、麗《うるわ》しいのだ。

「私が病気ばっかするから、旦那に悪くてね」

と言うから、

「好きで一緒になったんだから、大丈夫よ。体めっちゃ健康でも心が病んでる人より、あなた明るいからずっとマシでしょ？」

と、本当のところを言った。

五十一年生きてきて思う。体が弱い人は、そのぶん心が強くできているような気がする。そして体が丈夫で病気一つしない人は、心が意外と弱かったりするのだ。だから人は、支え合って、足りないものを補うようにして、生きていくのかもしれない。

貧血がひどい、という彼女に、入院中飲んでいて余ったフローラディクス（ドイツ製の非ヘム鉄ドリンク）を渡し、別れを告げた。私は入院中に、二日間飲みきりの抗生物質を飲み、退院後の薬はなかった。

「お酒も飲んでいいですよ」

とT橋先生にも言われていたので、早速いただいた。ちょうど土用だったから、お祝いにウナギを取ろうと思ったら、夫が「食べに行こうよ」と言うので、退院当日から外食し、生ビールで乾杯。ジョッキでぶはーっと、シャバに戻ったのである。

翌日は白髪染めに出かけた。恵比寿の駅が混んでてちょっと怖かった（人がおなかに当たりそうで）が、あとはフツーに生活できた。

「そうはいっても術後だし、暑い時期なので大事にしてくださいね」

と、みんなに言われたが、本当に大丈夫だった。言われてみれば少々疲れやすいかなとは思ったが、いつもの夏と変わらないぐらいのだるさだ。

お昼ご飯食べたら眠くなって昼寝。集中力のいる原稿書きはしばらく休んだが、ちょうどゲラが出たのでゲラ読みからスタートした。あとはぼちぼち部屋の片づけなどしながら、私は日常に戻っていった。

あとがき　そして、〝婦人科物語〟は続く

術後の経過は順調で、一ヵ月検診では完璧な状態。

「子宮筋腫の経過観察であれば、次回は半年後でいいです」

と、T橋先生にお墨付きももらった。このときの血液検査では女性ホルモン値も低く、閉経までそう長くはないという予測だった。

バンザーイ！　閉経すれば生理にまつわるすべての症状はなくなるはずだし、リュープリンも打たなくてすむ。副作用の更年期症状、ひどい肩こりやホットフラッシュに苦しむこともないのだ。

と喜ぶのも束の間、十一月に入り、生理が来た。それも、前代未聞なほどの大出血である。

ピーク時など、夜用スーパー四〇センチナプキンが二時間持たないほどで、三回お着替えと、血がこぼれ落ちたトイレの床掃除。血で汚れた衣類をアルカリウォッシュに何度も漬け込み、寝てられなかった。幸い、ベッド用ビニールシートを買ってあったから、ベッドは汚れないですんだが……。

「出血があったらご連絡ください」

とT橋先生に言われていたので、すぐに電話をし、再びリュープリンを打つことになった。こんなに出血してしまっては、日常生活に支障があるし、貧血もまた進んでしまう。生理があると子宮筋腫も大きくなるし、内膜症もまた出てくるかもしれない。一つ残っている卵巣が、腫れて破裂する可能性だってあるのだ。うー、痛しかゆし。

十一月、十二月とリュープリンを打ち、だらだら続く不整出血と、更年期症状が再び出てきた。Dr．T橋に処方された鉄剤を飲み飲み、O森病院通いにもうんざりしてきた。注射を打つだけで、予約していても一時間待ち、二時間待ちで、ドクターとは面会だけで診察もないのだ。ま、診てもしょうがないレベルの患者なんだろうが。

待合ロビーには、「当病院は特定機能病院としての機能を果たすため……」というプリントが置いてあり、読んでみると、「手術も必要ない軽い患者さんは来ないでください」という趣旨の内容だった。こっちだって何時間も待つのも嫌だし、T橋先生に、

「閉経までずっとリュープリンを打ち続けるしかないんですよね？」

と尋ねると、

「患者さんのご希望であれば、手術をすることも可能ですが……」

と言われる。へ⁉ また手術⁉ じゃあなんであのとき、いっそ全部取っちゃってくれなかったの？ と叫びたかったが、言い出せるような雰囲気じゃなかった。とにかく忙しそうで、迷惑そうなのだ。

こちらの不安としては、また具合が悪くなったり、痛みが出たりしたらどうしよう？ ということなのだが、「その際お電話を頂いても、私の予約が取れるかどうか分からない」と言う。

「ほら、見てください、真っ赤です」

と、T橋先生はパソコンの予約画面を私に見せた。

「良かったね、人気もんで……」

そうつぶやきたかった。私だって、暇つぶしにきてるわけじゃないよ。T橋先生は、今後四ヵ月分のリュープリン注射予約を、藪《やぶ》から棒にパソコンに記入した。なんだかもう、「もういいよ、診てもらわなくて」って気分だった。

私は家に帰り、電話で、婦人科クラークに、あのプリントに書いてあったような、近所のクリニックに紹介状を書いてもらって転院することはできないか尋ねた。すると、「リュープリンを打ってもらえるクリニックかどうか確認してから、お知らせいただけますか？　こちらから紹介状をお渡ししますので」と言う。

私は早速、出産でお世話になった育良クリニックに電話をして、娘のウリを取り上げた浦野先生に話した。ここにきて、まさかの育良クリニックだが、ほかに思い当たる婦人科もなかったし、中目黒のタワービルに移転しオシャレになったという噂の育良も見てみたかった。我ながら、病状に勝る好奇心だ。

懐かしい浦野先生に、これまでの経緯と、大学病院に通うのはもうイヤ、リュープリンも打ちたくないと、電話で激白。浦野先生は御年六十五歳。理事長として今でも、午前中だけ診察しているという。朝十時半までしか予約を受け付けないというオチャメさだ。

しかし相変わらずののほほ～んとした調子で、

「リュープリンは副作用がキツイわりには、効果が少ないっていわれてるんだよ。手術の前に打つと、出血量が減るって臨床結果は出てるんだけども」

と言う。浦野先生は子宮筋腫がたくさんあっても高齢出産でも自然分娩させてくれる、逆子もひっくり返すことのできる先生だから、私も絶大な信頼を置いていた。

「診てみなきゃ何とも言えないんだけども、年内に一度来てくれる？」

私はT橋先生の紹介状を持って、二〇一四年末、きれいになった育良クリニックに赴いた。予約してると待たなくても済む、雰囲気も病院っぽくないサロンクリニックだ。その理事長室で、浦野先生の診察を受けた。

「うーん、手術のときに、左の卵巣についてはなんにも言われなかった？」

「いいえ、右だけ腫れているから取りましょうと」

「そう……、ものはついでだから、全部取っちゃえば良かったのに」

「えー‼」

しかしそれ以上、不安になるようなことは言われなかった。

「年齢的に見ても、経過観察でいいでしょう」

ということで、三ヵ月に一度、定期検診に通うことに相成った。この先生なら、邪険にもされないだろうし、安心して任せることができる。

そして、リュープリンの効果も薄れた三月、またもや生理がやって来た。二日目はやはりかなりの出血量、三日目から左の卵巣が腫れてる感じで、痛かった。山田先生に施術をしてもらい、治まったが、不安は尽きない。いつになったら、閉経を迎えて安心することができるのだろうか。

山田先生の施術に加え、日本の鍼灸で婦人科の治療も始めた。中国鍼の回数券は、期限切れとなり捨てた。婦人科系の病気の治療は、鍼灸漢方が有効と聞くので、当分は続けてみるつもりだ。

良性腫瘍のため温存した「愛しの筋腫ちゃん」、そして一つ残された卵巣ちゃんとの付き合いは、これからも長くなりそうだ。六十歳ぐらいまで生理がある人もいるみたいだし、いつまでも〝女子〟でいるのも困ったものである。

子宮筋腫がある人は女性ホルモン過多で、生理が長く続く、という説もある。つまり、この物語には終わりがないのだ。

次回作、乞うご期待！　というところだろうか。

二〇一五年五月

横森　理香

本書に登場する「自然派療法」施術者の連絡先

一般社団法人 中医未病協会 漢方薬局 ロチュス(旧・遼寧漢方薬局)
ホームページ:http://www.kampo-lotus.com/
Eメール:yakkyoku@chuigaku.jp
☎03-3370-0826
住所:東京都渋谷区代々木1-10-5-102

◆

手当て整体 菊地屋
ホームページ:http://kikuchiya.info/
Eメール:kikuchiya10@gmail.com
☎03-6312-3519
住所:東京都渋谷区恵比寿西2-20-8
代官山パーフェクトルーム612号室

◆

ナチュラルヒーリング 山田
Eメール:naturalhealing4970@gmail.com
☎090-8755-9430

◆

バイオロルフィング 平田
☎080-5012-7653
住所:東京都渋谷区猿楽町9-5 秀和代官山レジデンス 内
ロルフィングスペース代官山

◆

ヒーリング・セラピスト プラハ
ホームページ:http://chienoix-praha.blogspot.jp/
Eメール:prahahealingart@gmail.com

◆

ヒーリングワークス 村山
ホームページ:http://healing-works.com/
Eメール:hw_shoko@ybb.ne.jp

◆

ポラリティセラピー 六本木 サロン Angelica
君島亜紀子
ホームページ:http://ameblo.jp/polarity-akiko/
Eメール:polarity_akiko@yahoo.co.jp
☎090-9143-7270

本書は祥伝社黄金文庫のために書き下ろされました。

一〇〇字書評

切り取り線

購買動機（新聞、雑誌名を記入するか、あるいは○をつけてください）	
□（　　　　　　　）の広告を見て	
□（　　　　　　　）の書評を見て	
□ 知人のすすめで	□ タイトルに惹かれて
□ カバーがよかったから	□ 内容が面白そうだから
□ 好きな作家だから	□ 好きな分野の本だから

●最近、最も感銘を受けた作品名をお書きください

●あなたのお好きな作家名をお書きください

●その他、ご要望がありましたらお書きください

住所	〒				
氏名		職業		年齢	
新刊情報等のパソコンメール配信を 希望する・しない	Eメール	※携帯には配信できません			

あなたにお願い

この本の感想を、編集部までお寄せいただけたらありがたく存じます。今後の企画の参考にさせていただきます。Eメールでも結構です。

いただいた「一〇〇字書評」は、新聞・雑誌等に紹介させていただくことがあります。その場合はお礼として特製図書カードを差し上げます。

前ページの原稿用紙に書評をお書きの上、切り取り、左記までお送り下さい。宛先の住所は不要です。

なお、ご記入いただいたお名前、ご住所等は、書評紹介の事前了解、謝礼のお届けのためだけに利用し、そのほかの目的のために利用することはありません。

〒一〇一‐八七〇一
祥伝社黄金文庫編集長　吉田浩行
☎〇三（三二六五）二〇八四
ohgon@shodensha.co.jp

祥伝社ホームページの「ブックレビュー」からも、書けるようになりました。
http://www.shodensha.co.jp/bookreview/

祥伝社黄金文庫

さよなら!?　愛《いと》しの筋腫《きんしゅ》ちゃん

平成27年6月20日　初版第1刷発行

著　者　横森理香《よこもりりか》

発行者　竹内和芳

発行所　祥伝社《しょうでんしゃ》

〒101－8701
東京都千代田区神田神保町3－3
電話　03（3265）2084（編集部）
電話　03（3265）2081（販売部）
電話　03（3265）3622（業務部）
http://www.shodensha.co.jp/

印刷所　堀内印刷

製本所　積信堂

Printed in Japan　ⓒ2015, Rika Yokomori　ISBN978-4-396-31667-9 C0195